本书由国家自然科学基金课题资助（81271059）

耳鼻咽喉医生
临床随笔

赵长青 著

人民卫生出版社

图书在版编目（CIP）数据

耳鼻咽喉医生临床随笔 / 赵长青著 . —北京：人民卫生出版社，2016

ISBN 978-7-117-23059-9

Ⅰ . ①耳⋯　Ⅱ . ①赵⋯　Ⅲ . ①耳鼻咽喉病 – 诊疗　Ⅳ. ① R76

中国版本图书馆 CIP 数据核字（2016）第 189200 号

| 人卫智网 | www.ipmph.com | 医学教育、学术、考试、健康，购书智慧智能综合服务平台 |
| 人卫官网 | www.pmph.com | 人卫官方资讯发布平台 |

耳鼻咽喉医生临床随笔

著　　者：赵长青
出版发行：人民卫生出版社（中继线 010-59780011）
地　　址：北京市朝阳区潘家园南里 19 号
邮　　编：100021
E - mail：pmph @ pmph.com
购书热线：010-59787592　010-59787584　010-65264830
印　　刷：北京虎彩文化传播有限公司
经　　销：新华书店
开　　本：710×1000　1/16　　印张：18　　插页：1
字　　数：252 千字
版　　次：2016 年 8 月第 1 版　2024 年 8 月第 1 版第 4 次印刷
标准书号：ISBN 978-7-117-23059-9/R · 23060
定　　价：58.00 元
打击盗版举报电话：**010-59787491**　**E-mail：WQ @ pmph.com**
（凡属印装质量问题请与本社市场营销中心联系退换）

前　言

　　人文的核心是以人为本。医学人文就是要在医疗实践的各个环节注重人文，达到医生与患者的相互理解和医学进步。

　　耳鼻咽喉科传统上是个小科室，但是如今做大了。但凡规范的医院特别是三级医院，耳鼻咽喉科的门诊量手术量都始终名列前茅。耳鼻咽喉科的手术也逐步从相对单一的乳突根治术、扁桃体切除术、鼻甲整形术等，发展到上至颅底下至颈部、既有外科直视手术（如喉癌切除术）又有内镜微创的"腔镜手术"、多兵种（内镜、显微镜、激光、射频等）联合作战的格局。在如此恢弘的壮观场面中，作为医者不可避免地要与更多的人打交道。要知道这个人不再是单一生物学意义上的"人"，而是具有复杂的社会学背景、人文背景等综合层面意义上的"复合"人。跟这样的"人"沟通不具备人文知识行吗？

　　医疗实践包含日常工作的方方面面，比如门诊看病，如何在比较短暂的时间高度提炼出疾病的主要线索，甚至需要把作为患者主诉的冰山一角之下、看似无关实则密切联系的病史挖掘出来，考验的不仅仅是医生的专业技能和责任心，更是综合实力，如语言沟通能力、逻辑思维能力、文字概括能力以及决策水平等。日常所说的医院"首诊负责制"，从这个层面理解就更为全面了。本书"行医日记"栏目中"门诊体会"一文就是其中的一个缩影。

　　此处稍微展开说一下语言沟通。具有高级思维的灵长类动物都具有沟通的需求和能力。人类的语言，尽管起源不同，语系各异，但都是各种族人民在长期的实践中积累、提炼、发展而成的。语言沟通，作为一种与文字密切相关、又需要借助发音器官产生的具有明显个性特征的行为，是日常工作生活中使用频率最高的沟通形式之一。

作为医生，语言的规范使用主要体现在彼此信息的沟通与传递方面，具体讲就是如何把患方的信息准确进行采集、分析和提炼，然后结合专业特色，把需要传递的信息，比如诊断、治疗的建议等，以一种深入浅出、通俗易懂、形象生动的形式反馈给患方。所以，不单单是知己知彼的问题，还需要与患方互动。

一个好的医生能够把语言应用得惟妙惟肖、恰到好处，给人以美的享受，进而达到共鸣。这样的沟通就是一种深层次的思想交流。所以，即便在科学技术快速发展的今天，无论如何强调语言的作用也不为过。

所以，语言沟通是第一步，也是非常重要的一步。好的沟通可以达到治疗的效果。

再回到医疗实践的方方面面这个话题。前面提到门诊看病，现在谈谈住院后的手术。一种疾病，不同的诊疗方案，决定不同的治疗效果，可见诊疗方案非常重要。可是，如何在若干种治疗方案中取舍，筛选出最佳方案，达到精准医疗，在病情相对明确的前提下，医生的理念、诊疗水平、手术经验等在相当程度上占据核心的位置。本书"行医日记"栏目中"前颅底隧道工程"、"周末历险记"等都是这些工作的真实写照。

做一个好医生，需要的不仅仅是专业的技能，还要求具备较高的美学、哲学、文史等多学科的能力。以这些储备为基础才能一步一个脚印迈上新台阶，做出在个人成长及学科发展中具有里程碑意义的事情。本书在"手术之余"这个栏目下，从制定疾病诊疗"标准"、应邀发表学术"演讲"、著书立说——"编教材"、写"著作"到"我学英文"、"翻译"、"研究生培养"等，比较详尽地展示了一位临床医生为了做好临床工作而经常"涉猎"的领域。

以撰写论文为例，如果在潜意识中把美学和哲学这些人文的内涵体现在论文的"谋篇布局"和具体写作中，无疑将增加文章的科学性、可读性。一篇文章前后呼应、层层递进，结论"呼之欲出"而非生搬硬套或牵强附会，其本身就是一种哲学思想的具体应用。文章中的选图、图片中标识及其说明乃至最后的排版，无不体现美学的精髓。

当医生不是一蹴而就的事情，而是一个漫长的经验和知识积累的过程。本书"职业感悟"栏目下以"案例报道"、"厚积薄发"、"医者仁心"、"做合格医生"、"论医德与医术"为线索，试图展示通往名医之路的心路历程。如何看待案例报道这样的小事情，其实反映的是一个医生的哲学观念——《实践论》。从"案例报道"这样的小事做起，才能"厚积薄发"，成为"合格医生"。

每个人都有两个父母，即具有血缘关系的生物学意义上的父母和作为启迪心灵孕育成才的父母——园丁。本书"人文情怀"栏目中"父母情"和"师生情"

两个"豆腐块"从不同侧面提示了医生成长过程中父母的养育之恩和老师的呕心沥血的教导和培养。父母是第一任老师，如果您在一生中遇到父母和恩师这样两个好老师，岂不美哉！本书介绍的"父母情"、"师生情"都是作者的真情实感。

同样，每个人也必然要经过两所学校的熏陶，即从幼儿园开始的逐步递进的课堂式教学，和没有围墙的、展示个人独特工作能力的社会"大学"。规范的教育从学校开始，但不能局限于校园。事实上，没有围墙的大学才是大学之后取之不尽的资源。本书在"人文情怀"这个栏目下以"读散文"和"读同行著作"为题，提醒医生有时候需要跳出"医疗"这个小圈子，看看外面的精彩世界，以便从中汲取正反两方面的经验。

如果拿一面多棱镜观察医生，那么他或她应该是多面人生的一个复合体。从这个角度看医生，就不难理解医生为什么要乐此不疲地做学术交流（见"手术之余"中"访美见闻"）、观摩手术（见"行医日记"中"观摩手术有感"）、申报课题（见"行医日记"中"获国家自然科学基金资助之日"）等，我想其目的只有一个——那就是做好临床工作（见"视角转换"中"患者日记"和"职业感悟"中"医者仁心"）。

本书写作过程中，得到国内外新闻出版界和其他行业诸多朋友的支持和帮助，他们的真知灼见渗透在全书的字里行间。可以这么讲，没有他（她）们的帮助就没有本书的付梓印刷。山西日报社的冀卫平女士曾经采访报道过我，此次又不辞辛苦仔细审阅全文，对全书框架提出建设性意见，并就诸多文字表述进行修改。山西工人报的王毅伟先生和山西医科大学第二医院的任晓辉先生在百忙中对其中的几个章节进行了逐段逐字的审阅和修改。特别需要鸣谢的还有旅居海外的朱琦先生。我是从他送我朋友的一本书《东张西望》逐步了解他，进而与他熟悉起来的。朱琦先生博学多才，文笔流畅，能把许多所见所闻结合人文历史地理等津津有味地发挥出来，常常使读者产生一口气看下去的冲动。此次朱琦先生在百忙中专门抽出时间阅读初稿并做评点（见"跋"）。可以说朱琦先生的这篇跋既给本书增色不少，也使我再次有机会领略作家的风格。

目　录

第五篇　职业感悟

跋

第一篇

行医日记

观摩手术有感（一）

——微观世界看内耳

2012 年 11 月 3 日

2012 年 11 月 1 日，我趁赴京参加学术会议的间隙，参观了北京大学人民医院耳鼻咽喉头颈外科门诊和手术室，所见所闻感触颇深。现就其中一二总结成文，供与大家分享。

在我从医近 30 年的历程中，接触过不少知名的专家、大师，无论他们来自国内还是国外，也不论他们操何种语言，都有一个比较鲜明的特点，那就是具有大师风范。这些学者都有其独特的魅力，包括独特的思维、独到的见解和一流的演讲与沟通能力。北京大学人民医院耳鼻咽喉头颈外科是由留学德国的著名专家、学科带头人余力生教授率领的一支朝气蓬勃、屡创奇迹的队伍。鉴于我与余教授的"特殊"关系（结识多年、谈话投机、兴趣相近），余教授破例安排我观摩他出门诊。

人体是一个有机体，哪有不得病的，关键是得病以后能否得到准确及时诊断并获得有效治疗。故病人看病时遇到的第一位医生特别重要，因为如果一旦导向错误，后续将发生一系列的事情，比如误诊误治所引发的精神和肉体的痛苦，甚至危及生命等，这都是人们难以承受的。从这个意义上讲，首诊负责制无论如何强调也不为过分。一位头晕耳鸣耳闷、辗转多家医院就医的老年病人缓缓步入诊室。经简单的几句询问和几项检查后，余教授字斟句酌地告诉病人，所患疾病为内淋巴积水，就是管理平衡和听觉的内耳出现比平时多余的液体（积水）。这是一种病理改变，所以临床表现为耳鸣、耳闷，由于内耳与自主神经系统及平衡系统广泛的联系，还容易出现"头晕"的感觉（其实是眩晕）。虽然这种情况还不能诊断为梅尼埃病（其典型临床表现为发作性眩晕、间断性耳鸣、波动性听力下降，可以伴有恶心呕吐等），但可以肯定是与此相关的疾病。几分钟下来，患者心悦诚服。

内淋巴积水是耳科疾病中最基本的病理改变之一，但是如何能把这一基本的病理改变与临床联系起来？虽仅仅是一步之遥，但反映在具体实践中却是理论功底和临床实践是否能完美结合的高层次问题。"听君一席话，胜读十年书"，一个上午下来，随余教授"看"了近 20 个病人，感觉余教授接待病友的方法不仅得体（因人而异的沟通语言和技巧等），而且见解独特（比如对中度听力下降且言语识别率比较差的患者提出预防脑萎缩的问题等），处置方法也别具一格（如对耳鸣患者采取耳后局部封闭治疗等）。

中午，余教授请我到他办公室品尝盒饭，算是款待了（平时余教授就吃食堂，今天专门安排同行预定了外卖）。

下午 12:50 乘往返于门诊与住院部之间的摆渡车前往手术室观摩一台全身麻醉下的内淋巴囊减压术。

内淋巴囊位于颞骨岩部，约为常人手指小指甲盖的 2/3 大小。别看它体积不大，但功能非常重要。因为感受听觉和位置觉的内耳功能细胞——毛细胞的作用在很大程度上取决于它们"沐浴"的内耳淋巴液。一旦发生内耳淋巴液潴留、压力增加，则直接影响内耳功能，出现耳鸣、耳闷、眩晕等。

患者是一位年仅 13 岁的男孩，因为顽固的反复发作的眩晕持续 8 年之久，无法上学，也无法正常生活，患者家属强烈要求手术。手术的目的是把引流内耳淋巴液的终末器官——内淋巴囊"解放"出来，故名"内淋巴囊减压术"。按照过

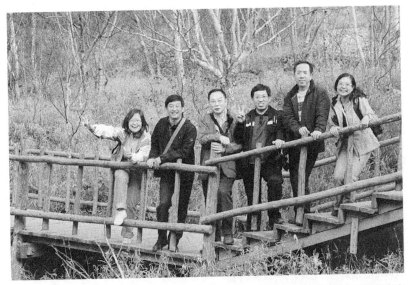

专家云集——参加中华耳鼻咽喉科杂志
定稿会之余合影（2011年，长春）

去的理论，只要听力尚好，一般不安排这样的手术，因为一旦出现问题，内耳将变成"死耳"（dead ear）。只见余教授胸有成竹地刷手、穿手术衣、戴无菌手套，调试手术显微镜等。接下来，余教授一手牵拉耳廓，一手用手术刀非常轻巧地切开耳后皮肤及皮下和骨膜，直至暴露乳突骨质。之后余教授手持高速电钻，依次磨开乳突骨皮质、乳突气房，暴露鼓窦、砧骨短突等，逐渐把目标区，即位于后半规管与脑板夹角的骨质，层次清晰的显露出来。要知道，这样一个磨除骨质暴露靶区的过程是一个看似简单其实稍不小心就会酿出大祸的操作。如果误把后半规管损伤将可能导致听力急剧下降直至听不到任何声音，即所谓"死耳"；如果误损伤硬脑膜，将导致剧烈的出血，直接影响手术的进程。可谓"方寸之间有乾坤"。转眼间，已经具备了内淋巴囊减压的条件，只见余教授拿起一把锋利的手术刀，在手术显微镜下，对准相当于内淋巴囊朝向乳突侧的骨质，稍一用力，便将其完整"撬"起来。这一操作是决定手术是否成功的关键一步。

我记得还是在20世纪90年代末，我正在美国加州大学圣迭戈分校（UCSD）学习，当时曾经观摩过著名的Jeffrey P. Harris教授做的此类手术，如今再次重温，倍感亲切，备受鼓舞。因为当时还需要按照传统的方法，在沿着外半规管主

在观摩中学习

——参观北大人民医院耳鼻咽喉科的点滴体会

第二医院 赵长青 教授

11月1日，我果赴京参加学术会议的间隙，参观了北京大学人民医院耳鼻咽喉头颈外科门诊和手术室。所见所闻，感触颇深。现就其中一二总结成文，与大家分享。

在我从医近30年的历程中，接触过不少知名专家。大师，无论他们来自国内还是海外，也不论操何种语言，都有一个比较鲜明的特点，那就是具有大师风范。这些学者都有某种特殊的魅力，包括独特的思维、独到的见解和一流的演讲与沟通能力。北京大学人民医院耳鼻咽喉头颈外科是由留学德国的著名专家、学科带头人余力生教授率领的一支朝气蓬勃、锐创奋进的队伍。鉴于我与余教授的"特殊"关系（结识多年、惺惺相惜、兴趣相近），余教授破例安排我观摩他出门诊。

人体是一个有机体，不可能避免生疾。关键是得病以后能否尽得到及时并得以有效治疗。故病人看病遇到的第一位医生特别重要。如果一旦导诊错误，将发生后的弊与事倍，比如误诊误治所引发的精神和肉体的磨蹭。就这个意义上讲，首诊负责制如何强调也不为过分。一位从曼耳鸣苦闷，辗转多家医院就诊，老不病人辗转求诊，经周末的几句询问和几项检查后，余教授心平气和地告诉病人，所患疾病为内淋巴积水，就是管里平衡和听觉的内耳出现积水平衡余液的液水（积水）。这是一种病变，所以临床表现为耳鸣、耳闷，由于内耳与前庭神经传导系统及平衡系统广泛的联系，还容易出现头晕（其实……

无法正常生活忧忧，患者家属强烈要求手术。手术的目的是把引流内淋巴液的终末囊袋——内淋巴囊"解放"出来，放在"内淋巴囊减压术"。按照过去的理论，耳聋一旦出现同侧，内耳将变成"死耳"（dead ear），只是余教授胸有成竹地说，手术、穿洞孔好，带无显手累，调试手术累微视。接下来，余教授一手套江手套，穿消毒衣，带无显手累、鞋顶防、突眼疾波、肉真气欠、暴蒙眩痛、钻骨甜突然，延新把靶目标区，即位于后半规管……

与脑板夹角的骨面，层次清晰地显露出来，要知道，这样一个磨除骨器器靶目标的过程是一个既简单又实的很小心就会酿出大祸的操作。例如，如果误把后半规管损伤就可能导致听力急剧下降直至听不到任何声音，即所谓"死耳"；如果误把脑膜损伤，将导致圆形的出血，直至不停的出血，可谓方寸之间有乾坤。转圆间，已经具备了内淋巴囊减压的条件，在手术显微镜的直视下，对准相当于内淋巴囊颅侧夹角的骨面，轻一用力，便将其完整"撬"起来，这一操作是决定手术是否成功的关键一步。

我记得还是上个世纪九十年代末，我正在美国UCSD（加州大学圣迭戈分校）学习，当是曾经观摩过著名的JEFFREY P HARRIS教授做的此类手术，如今我无重温，似感亲切，倍觉安慰，尤其当时还需要按照传统的方法，在愈靠外半规管主轴延长线划所的所谓的DONALDSON'S LINE的后下方，首先磨开表面骨质，然后切开内淋巴囊，之后植入一个SHUNT，就是分流管，便于日后分流内淋巴的，减轻内耳的压力，治愈疾病。现在手术的理念和方法大为改进，不需要切开内淋巴囊，只需要磨开它周围的骨质，把它从受压迫的状态"解放"出来即可。

手术历时一个半小时，圆满收场，至此，完成观摩。手术达到这样的境界，用"叹为观止"形容真是毫不夸张。真乃"十年磨一剑，百炼终成仙"啊。

微观世界看内耳——观摩手术有感

（原载《山西医科大学报》）

轴延长线所划的所谓的 Donaldson's line 的后下方，首先磨除表面骨质，然后切开内淋巴囊，之后植入一个分流管（shunt），便于日后分流内淋巴液，减轻内耳的压力，治愈疾病。现在手术的理念和方法大为改进，不需要切开内淋巴囊，只需要磨开它周围的骨质，把它从受压迫的状态"解放"出来即可。

手术历时一个半小时，圆满收场。手术达到这样的境界，用"叹为观止"形容真是毫不夸张。真乃"十年磨一剑，百炼终成仙"啊。

观摩手术有感（二）

——鼻腔里面有乾坤

2009 年 3 月 4 日

　　2009 年 3 月 2 日，我如约再次赶到北京同仁医院参观由周兵教授主刀的一台鼻窦内镜手术。

　　周教授首都医科大学博士毕业，法国留学归来，是闻名全国的鼻科学专家。今天手术的病人曾经两次手术，仍感头面部闷胀。经术前 CT 检查证实为额窦口骨性闭锁，决定做 Draf Ⅲ手术，即额窦中线引流术。当全麻后做进一步的鼻内镜检查后发现，病人鼻腔外侧壁的正常解剖结构几乎完全消失。可想而知，做这样的手术等于飞机在没有导航的情况下"盲降"，就看周教授的表演技巧了。凭借多年临床积累的经验和综合的判断，周教授一手拿内镜，一手依次交替使用手术刀、剥离子、吸引器、咬骨钳、切割器、电钻等，开始了一场鼻腔里的"高空特技"表演。

　　额窦位居鼻腔的顶部，故为"高空"，但这个空间最窄处仅有区区几个毫米；本来就不宽敞的额窦开口发生骨性闭锁后要重新"开放"，谈何容易，由于额窦外与眼眶纸板相邻，上后与前颅底交界，稍有偏差就会出现脑脊液漏等问题，故非"特技"难以拿下。

　　周教授先切开鼻腔外侧壁和对应鼻中隔位置的黏骨膜（大致相当于筛泡稍后

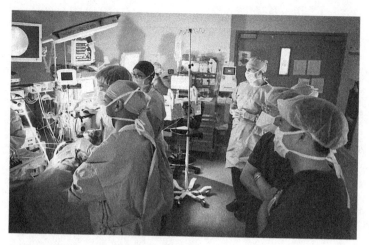

在美国斯坦福大学医学院观摩鼻内镜手术

（右一为笔者，2013 年，美国旧金山）

的位置），进行分离切割，继之以高速电钻磨除增生的病变骨质，拓宽入路；接着"瞄准"相当额窦开口的位置，边磨边探，直到靶目标——额窦开口"初露端倪"（这一步需要过硬的临床基本功）；然后先开放额窦底——以第一嗅丝为标志，先正中后外侧循序扩大，后用反张咬骨钳咬除正对额窦中隔的鼻中隔的顶后上的部分骨质，以便形成术后所谓"共同引流通道"（common drainage）；继续扩大窦腔，磨低额窦中隔（要知道额窦中隔在病人由于麻醉而改变体位的情况下，自身方位随之改变，想象中位于头面部正中的、矢状位的、与前颅底连接的额窦中隔的上部，此时经90°体位调整后"变"成了水平位）。至此，额窦开放初战告捷。

　　但是从医疗和唯美的角度看，术区尚需"精雕细刻"。只见周教授采用双径路方法（就是从一个鼻孔进内镜，另一个鼻孔进电钻等，以"绕"开鼻腔狭窄不易操作的瓶颈），熟练地把额窦开口及其周边骨质不断修整磨除，直到形成一个新的看似横置的"哑铃"：新开放的额窦相当于哑铃的两个铃，磨低的额窦中隔和鼻中隔顶后上部相当于连接两个哑铃的系带。看到如此完美的过程和手术的雏形，周教授忘记了一上午的疲劳，立即换上经过消毒外套处理的相机，以数码照片的形式真实记录下这凝聚智慧与汗水的"唯美"结晶。

　　我与周教授相识于多年前的一次学术会议，其后又与他多有联系和合作，并不断"打搅"他。周教授那种对病人高度负责的态度、处理棘手临床问题的睿智以及对同道的友好，令我折服。什么叫高度的负责呢？我理解就是把每一台手术做好，做到极致。在这台手术的过程中，开放额窦后，本来额窦的问题已经解决，但从术前的CT片上分析，位于额窦外侧尚有一较大的空腔（专业术语叫"眶上气房"）；照理说，有空腔就一定有潜在的引流通道，而该空腔与额窦虽然互为"邻里"，但其引流途径"各行其道"，故如果希望手术后不留死角，就应该彻底开放该空腔。以往临床实践提示，额窦炎术后疗效不佳的原因之一是额窦外侧的其余气房清除不彻底。从鼻孔里垂直放入内镜，却要在几乎成90°角的额窦外侧的

群英荟萃——参加中华耳鼻咽喉科杂志定稿会留影（2006年，长春）
左起第6位是周兵教授

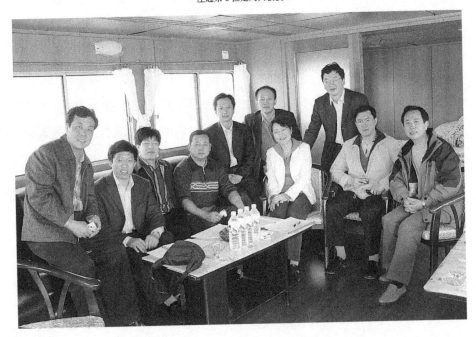

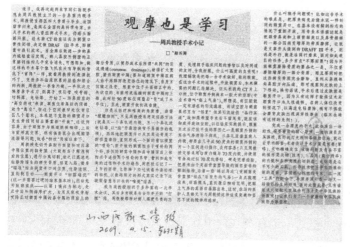

鼻腔里面有乾坤——观摩手术有感
（原载《山西医科大学报》）

另一个区间进行操作，谈何容易！只见周教授交替采用 0° 内镜与 70° 内镜，并使用弯曲成近似 70° 的磨钻，硬是凭着经验，沿着一些"蛛丝马迹"（受额窦炎骨重塑"挤压"后变形的气房），把原来由于炎症骨重塑导致的面目皆非的解剖结构一点点梳理出来，顺藤摸瓜，直到最后柳暗花明，把眶上气房的真面目暴露出来。这时，在场的医护人员都无不为周教授这种追求完美和坚韧不拔的精神所感动。

什么叫棘手问题呢？比如，这台手术的难点是把原来病变后像水泥一样封闭的额窦开口，在基本没有解剖标志的情况下重新开放，用专业术语描述就是把额骨鼻突和上颌骨额突以及鼻骨根部的一部分因病变增厚的骨质磨掉，这就是文章开头提到的 Draf III 手术。别说是外行，就是在同行看来，面对如此艰巨的任务，多少有点"不寒而栗"！因为开放额窦磨除骨质的要点之一是，不仅要磨除增厚的一部分骨质，而且要同时把这些病变骨质完全磨除，直到从鼻根部向鼻腔方向压迫，即可观察到皮肤的上下移动。换句话说，手术后透过皮肤就是额窦开口。因为只有这样才能保证术后额窦开口永久性通畅。在患者体位改变的情况下，以高速电钻磨除，稍有不慎就会磨穿皮肤出现洞穿性事故（临床也确有这样的先例）。

完成一台漂亮的手术，犹如演出一场好戏，需要事前的精心导演、一流的演员及其演技、良好的灯光照明等辅助设施。就这台手术而言，术者设计手术方案是前奏（策略），术中精确定位、准确判断及有条不紊的操作是关键（技术），三晶片（高分辨率）的内镜和各种角度的切割器、电钻等是必不可少的工具。科学技术把医学实践推向新的层面，掌握核心技术的专家，在一流"工具"的配合下，导演并演示着一场又一场精彩纷呈的好戏，面对此情此景，又有谁能说只有航天英雄杨利伟才是中华民族的骄傲呢！？

　　附：额窦 Draf Ⅲ 手术：由德国鼻科学家 Draf 教授最早提倡并应用，故名 Draf 手术，又按手术范围与难度不同分为Ⅰ～Ⅲ型。Draf Ⅲ术式适用于多次手术后复发的额窦炎以及部分额窦肿瘤（比如内翻性乳头状瘤）等，手术要点是在鼻顶狭窄的空间切除眶纸板到鼻中隔之间的气房（包括中鼻甲），以第一嗅丝为标志，开放额窦底继而开放额窦，磨除额窦中隔，并相应切除正对额窦底的部分鼻中隔，达到术后双侧额窦经中线共同引流的目的。

忙碌而快乐的一天

2010 年 5 月 31 日

上午 8:00 准时出专家门诊，接诊 22 位病友，由本科室一位住院医师协助。之后赶往手术室参加一台手术。下午 14:00 左右结束手术返回病房，做手术记录。接下来，查看上周手术后的一位十分罕见的鼻背皮样囊肿手术患者，还有内镜手术后眶内血肿患者，最后查看今天下午刚返回病房的手术患者。下午 16:30，研究安排下周国外友人来访事宜，签署研究生毕业鉴定与考核表，下午 18:00 拜读一位进修医师的进修总结。完成以上工作后坐下来，总结自己一天的工作心得。

今天的手术准确地说，应该叫"鼻内镜辅助下改良面中部揭翻进路鼻腔鼻窦翼腭窝内翻性乳头状瘤摘除术"（endoscope-guided modified degloving approach for surgical removal of sino-nasal and pterygopalatine fossa recurrent inverted papilloma）。手术前病理证实为上颌窦筛窦鼻腔 IP，即内翻性乳头状瘤，但没有恶性变。之前（2006 年及 2009 年）患者已经在外院做了两次手术（Caldwell-Luc 进路）。我们采用了改良的鼻正中掀翻进路，在内镜配合下完整摘除瘤体。与我配合手术的是我科的另外一位后起之秀。

这位患者的病变范围非常大，一侧眼球外凸明显。术前从影像学资料分析，病变已经突破上颌窦进入翼腭窝及颧骨下和颞骨下窝。眼眶内侧壁骨质即纸板部分破坏。按照 Krouse 分期，本病例属于最严重的一种，即 Krouse Ⅳ期，意味着鼻腔鼻窦内翻性乳头状瘤已经超出鼻窦的范围"侵入"毗邻区域。即便按照新的分期方法，该例也属于最严重的一种类型。

我们先行 Caldwell-Luc 进路开放上颌窦，然后沿相对正常的骨性组织边缘逐步剥离瘤体，直到上颌窦后外侧壁。止血后继续剥离进入颧骨下和颞骨下窝。配合内镜，将"窝藏"在各个角落的病变彻底清除（手术时病变组织的出血，再加上病变组织与正常组织的粘连，有时候清除病变并非"轻而易举"）。然后将上颌窦与鼻腔贯通。接下来清除鼻腔的瘤体。

比较棘手的问题是，由于多年的病变对周围组织破坏较大，解剖标志不清楚，眶纸板部分消失。我们还是在内镜指引下，清除鼻腔病变，再配合内镜手术器械，把包含病变组织的眶内下角处的一块骨性"孤岛"（实质上是筛窦及上颌窦内侧壁各一部的融合体）清理（切除后观察手术标本发现，该"孤岛"周围及其核心都有瘤体）。之后视野"豁然开朗"，我们把各个角落的瘤体"一网打尽"。手术后患者已经清醒，眼球活动自如，视力正常，没有复视。

这样的手术，虽然相对复杂一些，但能解除病痛，还是值得。

本例手术的难点在于病变范围大，涉及翼腭窝和颞下窝，容易伤及正常的血管神经；病人曾经两次接受鼻科手术，解剖标志不清楚。

存在的问题：手术后是否需要进行补充性 radiotherapy，即放疗（注：由于手术后病理证实没有恶性变，所以尽管病变范围比较大，仍然没有放疗指征，需要临床随访观察）。

和风细雨伴夕阳，不觉已是万家灯火群星闪烁的时候。环顾摆满标本和书籍的办公桌，我似略有所悟：与书为友，才能不断成长；与患者为友，才能不断在临床的舞台上做大做强。

附1　Krouse 分期

为了便于比较鼻腔鼻窦内翻乳头状瘤手术后的疗效，Krouse 等建立了本病的一个分期系统：Ⅰ期，肿瘤仅局限于鼻腔；Ⅱ期，肿瘤侵及筛窦、上颌窦内壁和上壁；Ⅲ期，肿瘤侵及上颌窦外侧壁、下壁或侵入额窦或侵及蝶窦；Ⅳ期，肿瘤侵犯至鼻腔和鼻窦外或有恶变。见：Krouse JH. Development of a staging system for inverted papilloma.Laryngoscope.2000,110(6):965-968.

附2　较新的分期方法

Cannady SB, Batra PS, Sautter NB, et al.New staging system for sinonasal inverted papilloma in the endoscopic era. Laryngoscope，2007,117(7):1283-1287.

前颅底隧道工程

一

前颅底隧道工程

——兼谈慢性额窦炎的鼻内镜中线引流技术

2012 年 3 月 5 日

时针已经指向 19：20，我刚刚从门诊回到 office（办公室），想起几天前完成的一例慢性额窦炎的鼻内镜中线引流手术，感觉手术虽然完成了，但意犹未尽，应该把一点点的心得体会写出来，与广大的患者朋友及同道们 share(分享)。

人类同许多动物一样，在长期的进化过程中，在头颅部演化出一些空腔结构，借以减轻重量，鼻窦就是其中的代表。额窦是人类每侧头颅中四个鼻窦之一，位于眉弓的内上方，两侧整体看像一只展开翅膀的蝴蝶，其开口则经过弯弯曲曲的漫长路径最终隐匿于鼻腔外侧壁的所谓鼻窦"共同开口"处——一个臃肿的交通枢纽。这样的解剖位置及结构，决定了其一旦发生炎症，特别是炎症造成引流口闭锁，或者手术后导致的闭锁等，重新开放有时候比较困难，甚至要为此冒一点

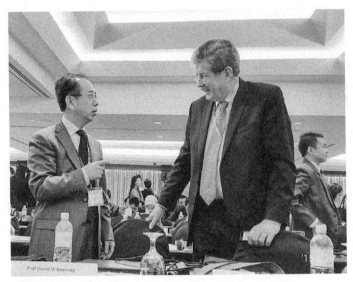

与世界著名鼻内镜专家、美国 Kennedy 教授合影

（2015 年，新加坡）

风险，为什么呢？

如上所述，额窦位于前颅底，要在这样的地方实现理想的引流，等同于人工开凿运河。于是专业精英们设计了一种手术方式，就是把额窦底打通，直接开口于鼻腔的顶部，而不是原来的鼻腔外侧壁，即所谓"中线引流"。为此，必须先把靠近前颅底的鼻中隔前上部切除一部分，以便作为将来直通额窦底的通道；其次，必须把额窦的开口扩得比较大，术中从冠状面观察逐渐把两侧额窦"贯通"，这样才能完成从中线共同引流（midline drainage）的目的。

完成上述使命，需要训练有素的医生，一流的设备，综合的手术技能等。外行人有所不知，在前颅底开放额窦底，其实最狭窄处仅有区区几个毫米的操作空间，稍有不慎，会"坠"入汪洋大海（前颅底）。

几个关键的环节，如泪囊内侧壁骨质的磨除、鼻中隔前上方的切除（特别是其指向前颅底方向的骨质的磨除）、双侧额窦底的开放等，都必须做到步步心中有数（熟悉解剖），分寸恰到好处（少一步开放不彻底，多一步则有可能穿透皮肤或进入颅内）。看似简单的一个手术，有时候会骑虎难下，比如遇到脑脊液流出、泪囊破损、皮肤穿透等。但是，作为医生，为了解除病痛，在符合上述手术资质的前提下，冒一点风险，值得。

这样的手术有个外文名字，叫做改良 Lothrop 手术，也有人称其为 Draf Ⅲ 手术。反正，既然可以古为今用，怎么不可以洋为中用呢？

> 附．本人曾经与国内的同道们翻译过一本书，书名就叫《额窦》，共 45 万字，主编正是德国 Draf 教授，这一术式就是以他的名字命名的。该书由上海科技教育出版社出版发行，其中就有这些内容的介绍。

二

复杂额窦手术的经验分享

2013 年 4 月 2 日

昨日完成一例上下结合的复杂额窦手术。患者 65 岁，2004 年曾经因双侧全组鼻窦炎鼻息肉进行鼻内镜手术。近期出现前额部头痛，经药物等保守治疗效果不佳。CT 检查发现双侧额窦底完全骨质封闭。

手术方法：全身麻醉，先在鼻内镜下清理局部病变，然后寻找额窦开口。采用了额隐窝开口上方直接切开、电钻磨除骨质扩大手术视野的方法。左侧很顺利就找到了额窦开口。右侧则比较困难。一开始找到的疑似额窦开口的地方，由于没有任何的解剖标志可供参考，几次试探都没有太大的把握。由于一旦失手将有进入颅内的危险，故决定做外侧眉弓内上缘的切口，电钻磨开额窦（注：著名的鼻内镜专家、澳大利亚 Wormald 教授即采用这种方法）。由于经年累月的炎症，额窦底骨质增生特别严重，从外径路开放额窦后，试图用细弯吸引管从额窦上方进入额窦开口的努力宣告失败，于是采用细钢丝仍然从外径路试探进入额窦开口继而进入鼻腔，这次成功了。接下来的动作就是按照这条线索顺藤摸瓜，用电钻磨除残余骨质，主要还是筛窦气房和额隐窝周围的气房，彻底开放额窦。

当然，如果有球囊扩张的设备，也可以换一种思路：还是采用鼻内镜下先放置导引丝对额隐窝开口进行探测，如果最终找到了额窦开口，那么异曲同工，同样可以达到治疗的目的。

说起来，上下结合的方法开放额窦不是一件复杂的事情，但由于炎症以及额窦自身解剖凹凸不平等原因，达到上下彻底的沟通，即额窦腔与鼻腔的通畅，并非易事。完成该例手术的思路源于德国著名鼻科学专家所著 *The Frontal Sinus*（中文译名：额窦），该书于 2007 年由上海科技教育出版社出版发行，我和国内 20 多位专家参与了翻译。

该例手术是否也可采用 Draf Ⅲ 的手术径路呢？当然可以，但前提条件是：对前颅底与额窦的关系有透彻的掌握，特别是对其三维空间。对正常解剖的掌握和对疾病情况下由于炎症等导致的组织重塑所引起的异常解剖的掌握，不是一回事。在临床上遇到同一种疾病、可采用不同手术方案时，应该坚持的原则是：在同样能治疗疾病的情况下，首选安全系数比较大的一种。本文所述手术方法正是遵循了这样一种理念。

> 附：本文所述的手术方法，英文表述如下：combined external and endoscopic frontal sinusotomy with stent placement（上下结合的额窦切开术及扩展管放置术）。供有兴趣者进一步查阅相关资料用。

三

再谈复杂额窦疾病的手术

2014 年 11 月 27 日

对于复杂额窦疾病，比如慢性额窦炎如何治疗，病情不同，方法各异。内镜下经鼻腔实施 Draf Ⅲ 手术，是一种选择。

Darf Ⅲ 要求使用成角度的内镜，在前颅底的下面对额窦开口进行解剖，新造就一个左右贯通（两侧额窦）中线引流（两侧额窦与新的鼻中隔开窗连接）的体系。这样做的目的是彻底解决额窦的堵塞问题，也就是引流问题。

应该说，作为开展鼻内镜手术的专科医生，对于额窦的解剖自然心中有数，但由于手术时解剖位置的变化、局部出血等原因，常常也会感到有点儿茫然不知所措。今天我们采用内镜技术成功地从鼻腔径路进行了 Draf Ⅲ，术中从额窦腔吸出及冲洗出大量的类似真菌感染的黏稠物，手术后的术腔犹如一个左右相连、中间细、两边粗的葫芦，业内称之为"马蹄状"，外国人或外文资料给这个形态有专门的叫法，叫做 the frontal T，意思就是额窦手术后形成的 T 形的额窦引流通道。

需要解释一下，这里的"T"中直立的这一笔相当于与额窦相连接的鼻中隔前上新造窗口的后上部分，而被直立的这一笔分为左右的两部分（也就是水平的这一笔）均为新造的额窦底及其通道。

手术的要点是：准确辨识紧贴额窦底的前颅底结构（防止进入颅内），把鼻中隔前上的开窗做到恰如其分（既不过大也不过小），沿额窦开口的前上及上颌骨额突的方向顺序磨除。

顺便强调一点，如果术前看到有眶上气房，一定要仔细寻找定位予以处理，以免其中藏匿病变影响手术效果。

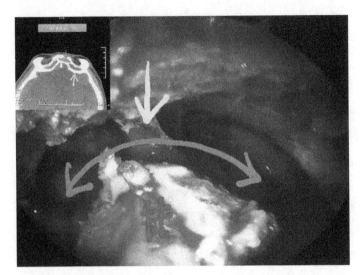

额窦真菌性炎症 Draf Ⅲ 手术后内镜所见——显示左右贯通和中线引流的新 "格局"
上图 CT 为术前所见，其中显示的眶上筛房已经开放，但不在术中所见图片视野内。
术中所见图片中→示保留的额窦中隔，#示前颅底（对应前颅底的鸡冠），双向箭头示
开放的左右贯通的额窦

随着手术经验的积累，手术中遇到的问题，即所谓瓶颈，也将逐渐一一化解。

后记：2015 年 11 月 13 日（周五），我们进行了一例 Draf
Ⅲ 手术。这是一例大约 10 年前因为鼻息肉合并哮喘曾经进
行过鼻内镜手术的患者，此次复查发现双侧筛窦和额窦充满
息肉。在积极准备的基础上，我们进行了 Draf Ⅲ 手术，手术
中发现左侧额窦内存在一个较大的气房，而真正的额窦开口
则被挤压成一裂隙状。这是典型的所谓Ⅳ型额隐窝气房（即
"窦中窦"，sinus-in-a-sinus）。彻底开放该气房后发现该侧额窦
内由于长期引流受阻出现分泌物潴留；同时对侧额窦内有一
个圆形孤立的息肉样物。另外，该例手术后患者出现哮喘发
作，经过 ICU 治疗转危为安。

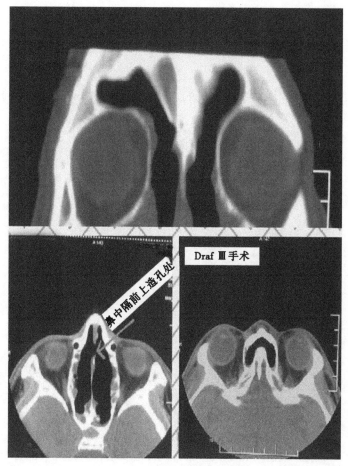

额窦手术后CT所见——显示额窦引流通畅、左右贯通

翼管神经切断术（附临床随访记）

一

鼻内镜下翼管神经切断术治疗呼吸道高反应性疾病

2012 年 11 月 22 日

打喷嚏流鼻涕是人体正常的生理反射，但是凡事都有个度，如果喷嚏连连，清（鼻涕）水不断，则完全是一种病理状态——呼吸道高反应性疾病，包括变应性和非变应性鼻炎、哮喘等。

针对上述病理状态相关的系列疾病，在改善环境、药物、手术、脱敏等综合治疗不见效的情况下，是否还有"救命的稻草"？即鼻痒、喷嚏、鼻塞、流涕可否"一刀阻断"？本文介绍一种改进的手术——鼻内镜下蝶窦腔内翼管神经切断术。

维持鼻腔正常的功能，如一定的分泌功能，以便保证吸入空气的及时加湿和加温，一定的鼻阻力以便保证鼻肺反射等，都有赖于正常的神经支配及其正常的功能。一旦这些神经，尤其是控制鼻腔血管收缩和鼻腔分泌的自主神经系统，出现功能异常，比如副交感神经功能亢进，则将直接导致鼻腔的高反应性状态，即对正常刺激出现比正常情况下敏感得多的反应性。

针对这种情况，国内外早就开展了旨在降低鼻腔黏膜反应性的手术——翼管神经切断术。翼管神经，包含交感神经和副交感神经，从颅中窝穿行蝶骨体外侧进而进入或绕行蝶窦与蝶骨体前外侧出颅，分支分布于鼻腔鼻窦眼结膜的相关血管腺体等。该手术从 20 世纪 60 年代开展以来，历经风雨，终于迎来了它的明媚春天。

由于设备的限制，以往的手术主要依靠额镜完成，即便后来使用了显微镜，也还是由于手术区域解剖的隐蔽性和设备的局限性（显微镜只能直视），无法一展耳鼻咽喉医师的宏愿。随着内镜技术应用的深入，采用鼻内镜技术进行翼管神经切断术再次提到日程。

近年来国内外相继开展了内镜下经鼻腔蝶窦前外侧壁翼管神经切断术。我们在综合研究国内外相关技术的基础上，开展了内镜下经鼻腔蝶窦腔内翼管神经切断术，其方法是依据术前获得的蝶窦 CT 影像学检查结果，在内镜下非常清晰地而不是模棱两可地定位翼管神经，然后确信无疑地将翼管神经切断。该术式最大限度地避免了原先手术一定程度的盲目性，减少了并发症。由于手术的可视性和彻底性，术后病人的鼻痒、喷嚏、流涕等症状立刻缓解，收到了意想不到的效果。

基于我们自己初步的手术经验，选择该类手术时：一是要严格掌握适应证，能用药物控制的一般不安排手术，可以脱敏见效者不尝试此类手术；二是要具备过硬的内镜技术；三是熟悉前颅底解剖，以免发生灾难性的后果（如视力下降甚至失明，颈内动脉损伤等）；四是要细心阅读蝶窦 CT 等影像资料，做到心中有数。

后记：您听说过一侧鼻腔出现鼻痒、喷嚏等情况吗？如果有，其道理何在呢？为什么切断鼻腔的自主神经支配后会减轻本来由感觉神经末梢触发的鼻痒、喷嚏等反射性"动作"呢？为什么手术后短期出现的泪液分泌减少会慢慢通过代偿而得到改善但鼻腔的情况则有所不同呢？

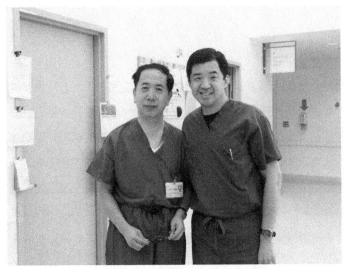

与美国鼻科学会副主席 Peter H Hwang 教授合影（2013 年，美国）

二

临床随访记

2016 年 6 月 17 日

附 1　近日陆续有手术后的病人复查，术后情况无一例外的比较理想，表现为手术前的鼻痒和喷嚏明显好转甚至消失，清涕明显减少（与发病前类似），鼻塞情况则因为手术后鼻腔痂皮堆积的原因，经过几次换药后逐渐好转。

一位病友自己设计了鼻痒、喷嚏、清涕和鼻塞的 24 小时定量定性记录表格，按照是否出现该四个症状，出现该四个症状后各自的量化的指标（25%、50%、75% 和 100%）进行记录，虽然稍显复杂，但一个月记录下来，一比较发现，"进步"非常明显。祝福这位有心的病友。

附 2　今天是 2012 年 12 月 13 日。上午刚刚完成一例翼管神经切断术。由于此例翼管比较隐蔽，按照分类属于第Ⅲ型，即翼管被包埋于蝶窦腔的下壁骨质中。我们采用先开放蝶窦定位翼管穿行路径，然后从鼻咽部寻找翼管出口的"内外联合"定位的方法，很容易就找到了翼管神经，随之进行了切断。

附 3　昨天是星期二，下午的专家门诊我接待了一位今年 10 月份进行翼管神经切断术的病友。还未开口，看着病友的表情就知道疗效如何了。据这位病友讲，手术后 2 个多月，手术前的症状完全消失，心情大为改善，以至于提出暂时是否可以不来医院复诊了。

附 4　2012 年 12 月 18 日为一位鼻分泌亢进的小伙子进行了翼管神经切断术。这位小伙子没有鼻痒、喷嚏等症状，只有鼻分泌亢进，即比较多的鼻腔分泌物，药物治疗无效。由于术前的 CT 显示翼管完全包埋于蝶骨中，故采用了内外结合的定位方法，很顺利找到了翼管神经，进行了切断术。术后患者即感觉鼻分泌明显减少。长期的疗效还需要看随访的情况。祝福这位小伙子。

附 5　2013 年 1 月 8 日。一位大约 50 天前接受翼管神经切断术的患者前来复查。该患者主诉手术后原来鼻痒的感觉虽然还有但是明显减轻了，原来喷嚏一打就是十几个，现在偶尔打几个，鼻涕也明显减少。鼻腔检查：黏膜水肿明显好转，分泌物少见，鼻甲水肿导致的鼻塞也明显减轻。

附 6　昨天是 2013 年 1 月 10 日。上午完成一例翼管神经切断术。方法同前。我们目前采用的这种方法可以 100% 找到翼管神经，所以不存在能否找到翼管神经以及手术能否成功的问题。

附 7　今天是 2013 年 1 月 15 日，周二。上午进行一例翼管神经切断术。该例患者的翼管神经解剖属于 Ⅱ 型，即部分包埋于蝶骨体，部分突出于蝶窦腔。术中从蝶窦腔暴露翼管神经，然后直接把大约 2.5 厘米长的一段神经取出送病检。手术过程持续 45 分钟（一周后从病理科获得消息，送检标本确实为神经组织）。

附 8　本周一（2013 年 1 月 21 日）上午完成一例翼管神经切断术。按照解剖学分型属于 Ⅲ 型，手术顺利。手术后病人一侧硬腭的部分区域有麻木感，咨询口腔科医生，初步分析系损伤上颌神经分支所致，一般在数月后逐渐恢复（这位病友 3 个月后复查时已经完全恢复）。

附9　今天是2013年2月20日。昨天下午门诊有一位翼管神经切断术后9个月前来复查的病友，手术前病人因为哮喘合并严重过敏性鼻炎，曾数次在外院手术。2012年5月在我院进行了翼管神经切断术，同时进行脱敏治疗。经过9个月的临床随访，目前该病友状态良好，没有再出现哮喘，同时鼻腔情况也比较乐观（此次手术之前鼻腔鼻窦大量息肉样组织）。该病例仍在随访中。

附10　今天（2013年2月20日）分别为两位病友进行翼管神经切断术。第一例比较特殊，因为手术前压力过大，首次住院后又办理了出院。此次为第二次住院。由于严重的鼻息肉和过敏反应而进行手术。翼管神经属于解剖学分型中的Ⅱ型，即部分包埋型。由于基础条件（"三高"明显）比较差，手术中控制出血成了主要问题之一。还好，手术比较顺利。

另外一例属于鼻高反应性疾病，几经咨询和考虑，决定接受翼管神经切断术。该病例翼管属于解剖学分型中的Ⅱ型，即部分包埋型。手术顺利，准确定位并切除该神经。

一天的手术结束了，病人安全返回病房。当我们在键盘上敲打手术记录的时候，时时回想起术中的场景。祝福病友们。

附11　2013年4月27日，近期连续完成3例此类手术，患者情况各有不同，手术方法不断改进，刚刚完成的一例，手术仅用45分钟。一点点的体会是：解剖定位是一回事，外科定位则又是一回事。看来，外科大夫的刀上功夫还是相当重要的。

附12　谈谈手术前后泪液分泌试验：一例女病友，手术前后双侧规范的泪液分泌试验均为0毫米。怎么鉴别手术的效果？详细询问病史发现，该病友平素几乎没有泪水，但情绪激动时（比如哭时）会有泪水。以此为依据，手术后再次询问病友，答曰：手术侧即便哭也没有泪水，对侧则如常。这样就鉴别出来了。一点点的经验跟大家分享。

附13　顽固性鼻炎的克星——翼管神经切断术：上个周末参加了在苏州举办

的全国鼻科学年会，此次会议云集了国内外的知名专家和学者近800人。我有幸聆听了专家的讲座，并应邀参加有关血管运动性鼻炎的圆桌会议和有关翼管神经切断术的专题讲座。由于参加单位的研究生学位授予仪式没有赶得上第一天的圆桌会议。在第二天的专题讲座中，我结合临床实践做了"翼管神经切断术的前世今生——老话题，新内容"。此次讲座结合视频，从既往同行的工作讲到我们自己的实践经验，从基础到临床又回归到基础，即提出了比较有深度的问题：神经切断术是否可以改变机体的免疫状态。

发言结束进入提问环节后，许多在场的同道积极参与，进行了非常好的互动，我一一进行了解答。

回到单位的次日，北京301医院的王荣光教授专门询问此次会议期间该专题的反响，可见这一古老话题焕发出的活力。

顽固性鼻炎的治疗历来是临床医生面对的挑战，药物等综合治疗失败或不理想的时候，是否可以采用其他的方法，包括手术？我们的回答是：只要选择好适应证，掌握好内镜技术，临床疗效是可靠的，对病人是有益的。

我们已经完成了数十例这样的手术，无一例外地获得了比较理想的效果。期待在长期的随访中获得更有价值的材料。

附14 今天（2013年8月6日）下午门诊接待了一位去年10月进行的翼管神经切断术的青年病友，这是一位常年发作鼻炎，季节性加重的学生，以往的情况是每到这个时候，喷嚏涟涟，鼻涕不断。手术后经历第一个发病高峰季节，今年的情况比较好，只是偶尔打一些喷嚏，但也有连续打20个的情况，可是比较少。病友自己总结说，与往年比较，大有改观。

附15 2013年9月12日。最近连续完成2例此类手术。随着手术数量的增多，遇到的各种各样的情况也随之增多。比如，手术方面，开放蝶窦后，翼管暴露不佳，怎么办？答案是采用后筛开放联合径路手术。鼻腔填塞方面，手术后一改原来一律填得密不透风的做法，改用通气管，病人的舒适度一下子提高了。

下午与一位病友聊天，该病友说多年的鼻炎直接影响了其工作生活甚至心理，手术后才睡了一个难得的安稳觉。该病友还说，为了手术查阅了许多资料，从犹豫到痛下决心，经历了漫长的寻医问药过程。衷心祝福这位病友尽早康复。

附16　2013年12月11日。连续完成2例翼管神经切断术。还是强调一点，外科定位是关键，其中的一例直接依靠电钻磨出了喇叭形的翼管开口。依据我们截至目前的经验，翼管的解剖分型属于Ⅱ或Ⅲ型者居多，即部分或完全包埋于蝶窦底壁者。由于此种解剖布局，手术时需要谨慎的解剖和外科定位。此与之前文献报道的结果不一致。

附17　今天是2014年5月18日，周日。翻看最近的手术记录，回顾上周门诊复查的几位患者，总体感觉该手术对顽固性鼻高反应性疾病还是比较有效的。一位手术后两年的患者复诊时介绍了自己恢复的感受，另外两位手术不到一个月的患者朋友介绍了手术后的情况，他们提问：为什么这样的手术可以有效控制困扰他们多年的疾病，其基本原理是什么等等。对此我都一一作答。深奥的科学道理可以用通俗易懂的语言表述啊，对吗？大家一定可以听得懂。临床效果好，道理也服人，患者没有不配合的。事实也正是这样，看着手术后从数千里之外（在外地学习）赶来复诊的患者，作为医生的一种成就感油然而生。继续努力！

附18　今天是2014年7月3日，昨天完成一例翼管神经切断术，手术中遇到的问题依然是手术中神经定位困难——翼管神经的解剖分型属于Ⅲ型，即包埋型同时又明显偏向外侧。遇到此种情况切忌手忙脚乱，因为这个地方非常靠近蝶窦外侧壁，介于蝶骨大翼、上颌窦后壁的内上、腭骨垂直板和蝶骨翼突内侧板之间，解剖复杂，上颌内动脉的终末支穿行此处，常常有喷射样的出血，所以要止血彻底，视野清晰，在内镜明视下仔细对照手术前的CT片，从三维结构入手破解定位的难题直到最终准确定位。绝对不能破"窗"而入，发生脑脊液漏。

附19　今天是2014年8月1日，先说说关于伴行翼管神经的翼管动脉的来源。查阅文献，发现翼管动脉来源有二：其一为颈内动脉，其二为上颌内动脉的分支——蝶腭动脉。考虑翼管动脉的意义何在？就内镜下翼管神经切断术而言，关注该动脉的意义在于手术中正确识别和规范止血。再谈谈翼管神经定位的问题。最近阅读到一篇神经科学的文献，一位外国学者为了探讨如何按照翼管神经的解剖"按图索骥"找到靶目标，做了详细的解剖学研究，图文并茂，可读性非常强。在该文中，作者把翼管神经的颅内部分和颅外部分及其与比邻解剖的关系，以高清晰度图片配以图注的形式——展示，可以说点到了"穴"位，是这方面不可多得的好文献，建议大家看看：

Osawa S, Rhoton AL Jr, Seker A, et al. Microsurgical and endoscopic anatomy of the vidian canal. Neurosurgery. 2009, 64(5 Suppl 2): 385-411.

附20　2014年8月15日，周五。谈谈手术中出血的处理。像往常一样准备完成一例新的翼管神经切断术。这是一位青年患者，属于比较重的那种，伴有鼻中隔偏曲，双侧下鼻甲高度水肿。手术中遇到的非常棘手的问题是，从一开始便明显地渗血，但是血压控制得很好啊。考虑到内镜手术，一滴血即可影响手术，更别说是满视野的出血了。助手甚至想放弃手术，因为给术者的感觉实在太差了，在一个满视野出血的环境下如何完成这么精细的手术呢？我们采取了充分暴露术野、电凝出血的血管、用盐水纱布压迫渗血区域、电动切割器处理软组织等系列的措施，最终当电钻磨出翼管神经骨管时，一个上午的努力终于得以回报，大家紧皱的眉头才逐渐放松了下来。

由于众所周知的慢性炎症的刺激的缘故，术野弥漫性渗血，处理非常棘手。鉴于翼管神经切断术需要在相对清晰的视野中完成，故术者一定要及时正确处理术中出血。

完成这样的手术，需要术前充分的准备工作，需要术者对解剖的充分熟悉、娴熟的操作和过硬的心理素质。要胆大心细，敢为天下先！

三

内镜下翼管神经切断术手术录像

2015 年 8 月 9 日

2015 年 7 月 28 日，配合人民军医出版社进行了两台手术的全程录制，次日进行了初期的剪辑配音及采访录制等。这些工作得益于"中国当代医学名家经典手术——耳鼻咽喉头颈外科卷"专家组的支持，人民军医出版社的技术配合，我所在单位多部门的鼎力合作，以及我的专家团队的积极参与。

完成一台手术的录制，除了出版社的要求，我们自己需要准备以下内容：选择什么手术，采用什么径路，亮点在何处，创新在哪里，手术适应证和禁忌证是什么，有哪些 pitfalls（陷阱或失误）需要防范，如何采取对应的措施等等。

此外，录像剪辑，除了专业人员的工作，还需要我们医疗专家把关，就是把那些与手术核心技术不太相关的步骤一一删除，把精华保留下来。

还有，同期配音也需要一气呵成。就是在隔音室，对着录像和话筒，进行全程的讲解，是专业的讲解，要求言简意赅，突出重点。

最后一步，也是画龙点睛之作，就是接受 5 分钟左右的现场录像采访。要求不看稿件，一口气说完。尽管不是专业播音员，但是要完成这样的工作，需要在语调、语音、语速，逻辑性和科学性，抽象和比喻，举例和实际等等诸多环节一一予以重视。如此，才能把整个手术的精华和亮点"口述"给受众。

制作录像的过程中，无论军医出版社，还是我单位电视台，手术室、科室同事，都予以了极大的支持。反复缜密的策划，通宵的录像剪辑，聚精会神的配音，采访现场的布局等，处处都体现出科学严谨的作风，令人感动。

看似简单的一件事，要想做到极致也不容易，需要团队屏住气、铆足劲，把好钢用在刀刃上，在关键时刻"亮"出闪光点。

"鼻内镜下经鼻腔蝶窦径路翼管神经切断术"治疗鼻高反应性疾病，够专业的了吧？让我们共同期待正式的成品吧。

门诊体会

—

门诊日志

2011 年 11 月 28 日

上午 8:00 开始专家门诊，至 12:00，共接待病人 25 人次。现将其中一些病例的主要资料和点评列举如下，与大家分享。

例 1　男性，24 岁，主诉：双耳听力减退 1～2 年。诊断：听神经病。治疗建议：激素等综合治疗。

点评：本例是一位 24 岁小伙子，纯音测定并无严重听力下降，但随后的脑干诱发电位和耳声发射检查证实为典型的听神经病。言语识别率检查双耳分别为 70% 和 50%。

为什么会想到这样一种病？即听神经病呢？因为在对该患者的检查过程中发现，其一直密切关注大夫的口唇，提示其听力或言语识别率比较差或低。这样的病例如果观察不仔细，检查不全面，非常容易误诊误治。

体会：只有认识一种病，才能诊断这种病。

例 2　男性，69 岁，主诉：鼻塞数年。诊断：鼻腔鼻窦混合瘤（会诊病例）。治疗建议：内镜手术。

点评：本例是一位 69 岁的老人，原本在一家医院检查并准备做激光治疗。经查发现，一侧鼻腔上颌窦、额窦、筛窦和蝶窦全部为肿瘤占据，鼻中隔破坏，肿瘤已经侵犯至一侧前颅底。病理证实为混合瘤（注：该例患者已经于会诊后不久实施全麻手术，证实肿瘤源于鼻中隔，呈膨胀性生长，破坏同侧眶纸板、鼻中隔骨和软骨）。

体会：部分鼻腔肿瘤可以进行鼻内镜手术治疗。

例 3　女性，年龄？主诉：鼻塞，鼻涕倒流 2～3 年。诊断：鼻中隔偏曲，血管运动性鼻炎，鼻后滴漏综合征。治疗建议：综合治疗（药物、手术等）。

点评：本例为比较严重的鼻涕倒流，检查发现有鼻中隔偏曲和血管运动性鼻炎，建议行鼻内镜手术治疗，矫正中隔偏曲，切断翼管神经。

体会：鼻涕倒流的原因复杂，需要仔细甄别。

例 4　男性，年龄？主诉：鼻腔脓涕增多 1 年。诊断：慢性鼻窦炎，鼻内镜手术后；PCD？治疗建议：综合治疗。

点评：本例患者系鼻窦炎手术后一年，因鼻涕多而就诊。内镜检查发现一侧上颌窦有少量脓性分泌物，CT 检查提示上颌窦自然窦口开放较好，窦腔黏膜增厚。过敏原检查阴性。考虑不能除外原发性纤毛不动综合征。

体会：PCD（原发性纤毛不动综合征）确诊者不多，但实际情况也可能不是这样。

例 5　女性，年龄？右耳疼痛难忍 1 周。诊断：外耳道胆脂瘤合并感染。治疗建议：急诊耳显微镜手术。

点评：本例是一位青年女性，因"外耳道耵聍"在外院试取不成功并诱发严重的耳深部疼痛，夜不能寐。检查发现一侧鼓膜附近有较多血性块状物，考虑为前次试取耵聍时诱发鼓膜炎，急诊局部麻醉在耳手术显微镜下观察证实为外耳道胆脂瘤，完整取出，耳深部疼痛即刻消失。

体会：外耳道胆脂瘤最好在手术显微镜下试取，同时注意无菌操作。

例 6　女性，年龄？吞咽困难数月，伴咯血数天。诊断：喉癌（声门上型）？治疗建议：手术。

点评：本例是一位 76 岁老人，因吞咽困难数月就诊，间接喉镜检查发现会厌新生物，高度怀疑声门上型喉癌，拟收入院进一步检查。

体会：声门上型喉癌的症状比较隐蔽，需引起重视。

例 7　男性，年龄？左耳流脓数十年。诊断：慢性中耳炎。治疗建议：手术（手术提示为胆脂瘤型中耳炎）。

点评：本例为一侧耳流脓数十年，多次在外院就诊检查，均告知不具备鼓膜修补条件。经查（有颞骨 CT）发现为胆脂瘤型中耳炎，应该先在耳显微镜下清除中耳病变，然后考虑同期或择期行鼓膜修补术。

体会：化脓性中耳炎治疗的根本是先清除病灶。

例 8　女性，年龄？主诉：眩晕，耳鸣，听力减退数日。诊断：突发性耳聋（会诊病例）。治疗建议：对症处理。

点评：本例本来应该入住耳鼻咽喉科，但却走错了"门"，进了神经内科。建议转科治疗。

体会：突发性耳聋合并眩晕耳鸣者容易误诊。

（注：以上据当天门诊情况回忆补记，部分资料如年龄等有缺失）

已故著名耳鼻咽喉科学专家萧轼之教授的亲笔回信

二

门诊工作的一点体会

2016 年 2 月 1 日

大学之谓大学是因为有大师也。同样的道理，大医院名气大是因为有知名专家。但是如果知名专家深居简出不参加门诊，日久专家将不成为专家。哪有不接触病人的专家？

出门诊是件苦差事。每次门诊，医生需要高度的注意力集中，因为每个病人的情况不尽相同，有的还比较复杂或相当复杂。面对一个个期待已久的病人，医生需要凭借扎实的基本功在短短的几分钟或十几分钟内完成"望、闻、问、切"的基本动作，有时候还需要配合进行相关的检查，比如耳鼻咽喉科的系列腔镜检查（如耳镜、鼻镜、喉镜等）。在此基础上，综合分析，"去粗取精，去伪存真，由此及彼，由表及里"，给出一个正确的诊断和治疗建议。

门诊工作丝毫也不能忽略。因为这时候，医生往往扮演着主持人、侦探兼解说的多重角色。有的病人滔滔不绝但却离题万里，这时候，医生需要像节目主持人一样及时引导回归主题。比如有一次一位家长带着孩子从外省赶来看病，主诉为耳鸣，并一再重复之前检查的结果，只对他感兴趣的内容穷追不舍，但却对医生的建议充耳不闻。其实后来的检查证实这是一位先天性发育异常的疾病——大前庭导水管综合征。面对这样的病人或家属就需要适时"介入"把话题引到有意义的疾病诊断这条轨道上来。有的病人由于没有医学背景，常常只说自己认为重要的事情，这时候医生需要像侦探一样，沿着这些许的蛛丝马迹深入挖掘把有价值的材料提炼出来。一次一位长者在其孩子的陪同下前来就诊。虽然主诉是咽部不适，但是医生依据综合情况判断，建议病人去做胸部CT。结果很快出来了，一侧肺尖结节，疑似恶性。还有的时候，道理已经讲清楚了但病人还想再核实，这时候医生又像解说一样用浅显易懂的语言不断地重复解释。比如病人常常问，既然过敏是有家族背景或与遗传相关的，那为什么以前没有发病等。这时候医生需要用生物学遗传规律和过敏发病的时间规律年龄规律等分层次解释。所以一次门诊下来，医生常常精疲力竭。

遇到复杂疑难的病例，往往一次不一定能搞清楚，这时就需要跟病人沟通，通常的情况有这么几种：一是补充检查，比如怀疑过敏者需要进一步做过敏原检测等；二是会诊，比如一次遇到一位以鼻塞为主诉的病人，检查发现其鼻中隔软骨部明显凸起，CT检查提示为软骨破坏。那么是什么原因导致的呢？是否跟免疫紊乱有关？这时候就需要与相关学科的专家协调。后来的检查提示这是一例疑似 IgG4 相关疾病在鼻腔局部的表现。三是临床观察随诊，比如严重的变应性鼻炎合并哮喘者，由于药物治疗效果欠佳需要手术干预，但是肺功能和气道激发试验的结果都不符合麻醉指标，这是就需要一边治疗一边随诊观察，等待时机再考虑手术。

接下来要做的事情是归类，就是把不同性质的病人进行分类处理。就外科医师而言，一是选择有手术适应证的病人安排住院，二是安排需要在门诊治疗的病人定期复查，三是虽然有进一步治疗的必要，但却超出了本学科的范围，这时候就需要转科治疗。

其实门诊工作苦中也有乐趣。一位年届六旬的先生带着老母亲前来看病，开口第一句话就说："我本人多年前就是医生您给做的手术，治疗效果非常好，所以此次又带母亲找您来了。"还有一次一位熟悉的面孔笑呵呵地坐在医生的对面，慢条斯理地自我介绍说，3 年前的手术非常成功，今天专门来复查。这些口碑其实就是对医生工作的最好回报。

所以，门诊工作看似简单，实际上考验的是医生的综合能力，比如语言沟通能力，敏锐的观察能力，果断的处置能力等。

周末历险记

2009 年 7 月 3 日

病例：食管异物——鱼骨头合并颈部皮下气肿。

这是一位中年女性病人，4 天前因吞食鱼骨头而于次日就诊于某医院，检查发现食管入口处有一异物嵌顿，入院当日行食管镜检查，未能进入食管。食管镜检查后病人出现明显的颈部疼痛、皮下气肿及呼吸困难。入院后第 3 日再行泛影葡胺检查，发现造影剂从下咽部"漏"至一侧皮下。同时血液常规检查发现 WBC（白细胞）已经上升到 $16.0 \times 10^9/L$。遂决定转院治疗。

经初步检查，患者颈部正中压痛明显，颈部皮下广泛性气肿，捻发音明显。决定急诊手术。周五晚的手术室依旧灯火通明。放眼窗外，附近军区大楼顶的五角星在灯光的衬托下显得格外耀眼夺目。

考虑到第一次在外院手术食管镜未进入食管，造影又出现下咽部至皮下瘘，经与麻醉科医师协商，决定行全身麻醉下手术。危险的时刻出现在以下数个环节：先是麻醉后频发室性早搏，经使用利多卡因对抗后好转；随后当食管镜即将进入食管入口的一刹那，HR（心率）突然掉至 20 次 / 分，只好退出食管镜，等待时机；当心率恢复后继续下镜时发现该病人的食管入口异常紧张——平时可以看得一清二楚的入口，此时"羞答答"地闭上了。当调整头位，靠着露出的一点儿缝隙继续下行，在距离门齿 15 厘米处找到食管入口并跨过入口后发现：鱼骨头的两个尖端分别斜卡在食管两个壁上。

怎么办？是一分为二先从鱼骨头中间切断，以避免划伤食管再分次取出，还是从食管壁退出鱼骨头的一端再取另一端？时间就是生命。先尝试用异物钳夹住鱼骨头的中部，然后稍用力使其骨折但还连接在一起，这样便可以随着异物向上的被动牵拉而使鱼骨头的两端自然从食管壁退出。这样的方法还真管用，异物取出来了。

接下来是如何放置鼻饲管的问题。如果没有之前的下咽部损伤，下鼻饲管根本不成问题。但今天的病例确实已经有损伤，插管不慎或方向错误将面临加重穿孔的危险。于是决定先把鼻饲管从已经进入食管的食管镜中放下去，这样就解决了插管方向和定位的问题。接下来经鼻腔导入导尿管牵引鼻饲管经口咽部、后鼻孔，从前鼻孔引出并固定。手术顺利圆满结束。

在此，要谢谢与我一起配合手术的麻醉科医师、手术室护士、耳鼻咽喉科主治医师吕声瑞、住院医师张艳廷，还有进修医师小王、七年制同学小辛等。

还要特别感谢中南大学湘雅医院耳鼻咽喉科专家、博士生导师赵素萍教授。因为临上手术室前，我专门就这个病人的情况及治疗方案电话咨询了赵老师，赵老师给我许多具体的指示，可谓锦囊妙计！令我难以忘怀。我经常跟我的同事和学生说，作为一名医师，身边或交际圈至少要有几位能经常请教问题并能给以高见的大师级人物，因为大师那里有取之不尽、用之不竭的资源！

手术成功了，患者得救了。感谢上苍。

　　附笔：食管异物合并穿孔轻则伤残，重则丢掉一条命！这与食管的解剖及其比邻关系有关，因食管异物导致纵隔脓肿、大动脉破裂者不在少数。这里举一个笔者亲身经历过的

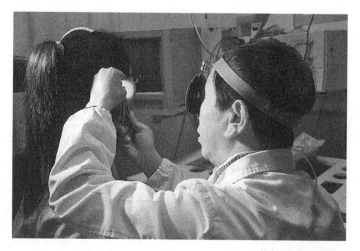

笔者正在为患者做检查

（2013年，太原）

案例。青年男性，因车祸导致颈椎损伤而行后径路修复。由于术后钢板斜行插入颈部导致食管撕裂，出现严重的食管－皮下瘘。经局部换药及兄弟科室医师3次修复未能愈合。耳鼻咽喉科医师会诊发现，该瘘道已经将颈部血管鞘的外层结构完全侵蚀破坏，随时可能出现大血管破裂失血休克死亡；食管周径的3/4以上已经缺损！遂决定先彻底清创缝合，然后就近取材，以胸锁乳突肌加固修补。术后鼻饲3个月，痊愈出院，但因食管狭窄进食受限制。

您从以上这个案例中得到了什么启示？对造成这个局面的上游一方而言，真乃"无知便无畏"；因为医学是一门实践医学，敢于跨专业干大事一定要胸有成竹，否则越雷池一步将有可能遭致"千古恨"。对于收拾这个残局的下游一方而言，可谓"艺高人胆大"。

别样的收藏，一生的奉献

—— 记美国食管异物收藏家 Chevalier Jackson

2011 年 2 月 2 日

    2011 年的一次周末旅途中意外看到一份英文版的《纽约时报》，其中一篇文章刚好就是介绍美国食管异物收藏家 Chevalier Jackson 的。于是我与科室的一位青年医师张艳廷共同编译了以下这篇短文，目的是了解医学发展的轨迹，宣传医学科普知识，共同促进社会的进步。由于医学的发展，文中有些内容，如局部麻醉下借助食管镜为儿童试取异物已基本废弃，但这种为医学发展而执着的精神永远激励后人继续前进！

    故事的主人公叫 Chevalier Jackson，是 19 世纪末、20 世纪初的一名美国耳鼻咽喉科医生。他一生致力于解除病痛，把亲手从病人食管取出的 2000 多件异物，包括钉子、螺栓、微型望远镜、散热器键、一枚写有"戴我就会幸运"的奖章，分类收藏，供进行科学研究和科普宣传之用。在那个年代，Jackson 医生从食管取出这些异物时通常不用麻醉剂。他收藏这些从病人身上取出的异物，达到了如醉如痴的程度。有一次，他为病人取出了一枚 25 美分的硬币，为了收藏甚至将生命置之度外，因为他曾经因此而受到恐吓。

    一名作家专门为这名医生这种别样的收藏写了一本书，书名就叫《吞咽（的异物）》。书中写道，"毫无疑问，他是一个恋物癖者"，"正是他的执着才拯救了许许多的生命"。

在 Jackson 医生生活的 19 世纪末、20 世纪初，人们总是把手术与死亡联系在一起，但 Jackson 医生却创造了奇迹：经他手术取出异物的病人，生存率达到95% 以上。

Jackson 医生致力于研究与食管异物相关的医学，设计开发出一种内镜技术，专门用以检查那些通常情况下无法窥及的解剖腔隙。其方法就是把一个微型灯头安装在一根支架上，然后把这根装有灯光的支架插入内镜。

Jackson 医生很早就倡导儿童安全。作家在书中写道，即便是涉及 Jackson 医生自己及其孩子，他也毫不含糊。常有父母把花生喂给还没有磨牙的孩子，Jackson 医生建议把这些父母的肖像画出来，然后贴上十字架的标签。他告诫大家："吃东西要细嚼慢咽，甚至'喝'牛奶也要'嚼'。"

他四处游说最终促成了 1927 年联邦腐蚀毒物法令的通过。这项法令要求厂商在诸如碱液等有毒有危险产品的包装上粘贴警示标签。因为这类腐蚀性物品可烧伤食管，导致严重的食管瘢痕狭窄，甚至无法吞咽。

那时，一般的家庭随处可见用来做肥皂的碱液，由于这玩意看起来像糖块，常导致小孩误食。一个 7 岁的女孩因食管烧伤滴水不入，Jackson 医生将内镜插入这位女孩的食管，然后取出了一块灰色的团块——估计是食物或腐烂坏死的组织。手术后，助手递给孩子一杯水。

Jackson 医生在他 1938 年的日记中写到，这时小女孩微微喝了一口水，想着可能还跟烧伤后喝水的情形一样：先是噎住然后吐出来。但这次不一样，真的不一样：水慢慢咽下去了，接着又喝一口，又咽下去了。奇迹出现了！小女孩轻轻地推开水杯，握住我的手，给予深情的一吻。

为了取出诸如钥匙、硬币、别针之类的异物，Jackson 医生通常会将一个长的硬管插入患者（多半是孩子）体内，而且通常是在清醒状态下，助手配合固定好患者。

　　作家在书中写道，Jackson 医生一定有一种超人的耐心和能力，能使病人安静下来。他还免费给很多穷人家的孩子治疗。

　　就这些异物的收藏而言，Jackson 医生也是永不言弃。在前面讲到的那个误吞硬币的故事中，Jackson 医生告诉病人的父亲，所有从病人呼吸道和消化道取出的异物均将收藏，以供专门研究这些问题的医生做科学研究之用。

　　因为没能从 Jackson 医生那里拿回原来误吞、现在取出的硬币，作为惩罚，小孩的父亲狠揍孩子一顿，甚至打断了孩子的胳膊。为此，Jackson 医生加倍送给这个人家 50 美分。但还是没有归还那枚取出来的 25 美分的硬币。

　　Jackson 医生的收藏品现在归费城医师协会的 Mutter 博物馆（the Mutter Museum of the College of Physicians of Philadelphia）所有，该博物馆正在为展出这些陈列品而翻修，预期在今年的 2 月 18 日对外开放。有医学同行称，Jackson 医生是"一个真正的妙手回春、起死回生的人，他对医学作出突出的贡献，将被世人永远铭记。"

　　今年十月份，负责为 Jackson 医生写作相关书籍的作家 Cappello 女士，在 Brooklyn 做了一个关于 Jackson 医生的学术报告，同时放映了一部关于 Jackson 医生家人的黑白电影。其中一个镜头是 Jackson 医生的孙女在草坪上蹒跚学步，手里拿着毛绒动物玩具和花朵。她对着摄像头挥动鲜花，然后把一个花瓣塞进了她的嘴里，提示预防食管异物要从娃娃做起，在启蒙教育阶段就开始。

（张艳廷医师　协助整理）

获国家自然科学基金资助之日

临床医生为什么要搞科研

2008 年 9 月 3 日

工作感悟

1. 科研是临床的坚强后盾，出色的临床源于强大的科研驱动。

2. 如果把每一台手术都当做艺术品去"雕刻"，把每一堂课都当做"精品"去讲授和欣赏，把每一项课题都当做展示创新思维的舞台去"设计"与"完成"，就一定能够在巨人的肩膀上"前进一小步"。

3. 每一个人的进步都是建立在脚踏实地工作的基础上。名师指点、同道引路、自身努力缺一不可。

无独有偶。2009 年深秋的一天，笔者飞赴武夷山参加全国鼻部感染与变态反应学术研讨会。会上，来自广州的许庚教授做了精彩发言。许教授说，他去美国参加高级别的国际学术会议，在专门介绍临床手术的分会场却找不到顶尖的、国

Allergy

ORIGINAL ARTICLE   EXPERIMENTAL ALLERGY AND IMMUNOLOGY

Specific immunotherapy suppresses Th2 responses via modulating TIM1/TIM4 interaction on dendritic cells

C.-Q. Zhao[1]*, T.-L. Li[2]*, S.-H. He[3], X. Chen[2], Y.-F. An[1], W.-K. Wu[1], X.-H. Zhou[1], P. Li[2] & P.-C. Yang[2]

[1]Department of Otolaryngology, Head and Neck Surgery, the Second Hospital, Shanxi Medical University, Taiyuan, Shanxi, China; [2]McMaster Brain Body Institute, St. Joseph Healthcare and Department of Pathology & Molecular Medicine, McMaster University, Hamilton, ON, Canada; [3]The Clinical Experimental Center of the First Affiliated Hospital, Nanjing Medical University, Nanjing, China

To cite this article: Zhao C-Q, Li T-L, He S-H, Chen X, An Y-F, Wu W-K, Zhou X-H, Li P, Yang P-C. Specific immunotherapy suppresses Th2 responses via modulating TIM1/TIM4 interaction on dendritic cells. Allergy 2010; 65: 986-995.

Keywords
allergy; dendritic cell; immune regulation; specific immunotherapy.

Correspondence
Dr. Cheng-Qing Zhao, Department of

Abstract
Background: Specific immunotherapy (SIT) is the only curable remedy for allergic disorders currently; however, the underlying mechanism is not fully understood yet. This study aimed to elucidate the mechanism of SIT on suppressing TIM4 (T cell immunoglobulin mucin domain molecule 4) expression in dendritic cells (DCs) and

在欧洲变态反应学杂志 *Allergy* 发表的论文

（电子版，2010）

际知名的专家，后来发现这些专家都在专门介绍基础和应用基础研究的分会场介绍自己最新的研究成果。许教授由此感叹说，看来我们不能只盯着手术了，还要着眼长远，从疾病本身的发病规律寻求新的治疗理念、理论和方法，以此推动临床技术的革新。

此前不久，我专门邀请医院多年从事医疗管理工作的几位专家，利用周末的时间来科里给大家讲医疗质量控制和管理。几位专家都强调，从一份病例的书写可以看出一位医生的文学功底、逻辑思维能力和医学知识。前两者，即文学功底和逻辑思维能力，正是科研基本功的具体体现。

看似简单的一台手术，其中往往蕴含着深奥的医学原理，吃透了，得心应手，还可以举一反三，搞创新；一知半解，则四处碰壁，"出事"在所难免。

从科研立项所要求的内容分析，例如立项背景、依据、研究路线、预期成果、科学性和创新性等，只要踏踏实实搞过科研，只要把这些内容"浸染"到大脑中，在实际的临床工作中，就不会"乱来"，执笔下医嘱或开刀之前，一定会扪心自问：依据在哪里？把握有多大？预期结果如何？

所以，当外科医生，不仅要开刀，还要不断思考，把理论与实践的积累发挥在"刀刃"上。

二

十月怀胎，一朝分娩

——写在获得国家自然科学基金资助之日

2010 年 08 月 23 日

今天临近中午时分，结束短暂的下乡任务后，我一如往常那样，习惯地回到我一刻也不愿意离开的 office（办公室），打开电脑上网检索，一行字立刻引起我的重视：

2010 年资助项目计划书邮件通知　发件人：*report@pro.nsfc.gov.cn*

莫非是我的课题中标了？带着几分欣喜，急速浏览下去，发现这是发自国家自然科学基金委员会的邮件，内容恰如题目。啊，我梦寐以求的课题终于中标了！美哉，美哉！

上一次获得国家自然科学基金课题是七八年前。

今年的课题来之不易。先是几年的构思，之后是遍访高手，然后是动笔，再后是"骚扰"各位。山西医科大学的牛侨教授曾经留学国外，有申报国家自然科学基金课题的丰富经验，于是我把初稿发去，请他修改。牛教授真够意思，看完我的标书后，一口气提了十几个问题。南京医科大学的长江特聘学者何邵衡教授是专门从事肥大细胞研究的行家，我把标书发去请何教授审阅，出乎预料，何教授立即回复，干脆利落地帮我修改了立项依据。别小瞧这一段，那是"点睛之笔"，隔着千山万水，我可以感受到何教授的豪爽的风格及严谨的作风。

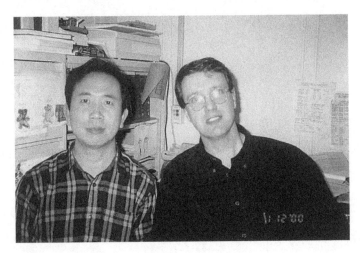

留学美国时与著名呼吸道疾病专家 John Fahy 教授合影
（2000 年，美国旧金山）

湘雅医学院的张欣教授是我读博士时的同窗好友，我自然不会"放他一马"，张教授收到我的初稿后立即阅读提意见，还客气地说，"一派胡言，仅供参考"等等。就连曾经获得国家"863"课题资助的湘雅医院冯永教授、中国科学院兰州寒旱研究所的赵晖研究员等也曾无私地把他们之前获得资助的标书发来，供我学习。

进入最后冲刺阶段后，我又不远万里骚扰远在加拿大的杨平常博士。杨博士极具科研意识，成果颇丰，他看完标书后提出了修改意见。离规定的上缴标书的日期越来越近了。当我站在医科大学的讲台上展示我的"作品"时，评委中一位青年女士的提问引起了我的重视，因为她的提问恰好是我最担心的环节。之后才知道这是学校近年来留学归国的一位青年才俊，难怪呢，能一针见血，入木三分。

其实，感动的事还远不止这些。担任课题评审的专家中，估计有熟悉的面孔，也有"素未谋面"的学者，是他们的无私奉献和客观公正的评审，成就了我的课题。

标书的写作既是苦也是乐，苦在搜索枯肠绞尽脑汁，乐在十月怀胎，一朝分娩。从"受精卵"（把构思付诸文字表述）到"胚胎"（课题雏形）再到健康活泼可爱的"婴儿"（成品即修订稿），"终成正果"，其中经过了不同的发育或孕育阶段。标书的写作何尝又不是这样呢？

让我在此发自内心地向各位老师同道说一声：谢谢。

附注：我今年（2010 年）申报了有关鼻过敏治疗的课题，这是一项涉及鼻过敏治疗机制及改进临床治疗方法的探索性研究。

关于鼻过敏的治疗，目前尽管已经有比较好的药物和脱敏等方法，但科学无穷尽，探索无止境。只要临床治疗效果还有不尽如人意之处，就有研究的理由。让我们期待科学为人类战胜疾病带来一次又一次的划时代的突破性进展吧。

长 海 医 院 公 用 笺

字第　　　号

妊娠期过量孕激素致子代内耳畸变的实
　验及临床观察　　申请者：赵长青

申请书阅后意见：选用上述完研题，对预防
部分聋哑儿的发生、达到优生优育，有重要的
临床及社会意义。选题是可取的，也是新颖的。
研究步骤明确、内容稿备、进度有序，而且
人员业务水平及所在单位的设备俱相上乘，研
究条件是良好的。
预计可以获得可喜成果，希望能早日着手
进行。

萧 轼 之
第二军医大学附属长海医院院耳鼻喉科
职称：教授

1991年 12 月 20 日

已故著名耳鼻咽喉科专家萧轼之教授的亲笔推荐信

三

我"中奖"了!

2012 年 8 月 25 日

金榜题名是人生几件快乐的事情之一。于我而言,高考上榜,研究生录取,出国通过,教授破格,等等,每一次都曾经让我激动一阵子,但如今都已经成为历史。

进入医疗、教学、科研相结合的工作状态以后,如果说,什么事情最能打动我,可以毫不夸张地说,申报课题中标,是最能让我心潮澎湃的事情之一。因为对于我,对于许多学者而言,获得国家自然科学基金资助,是一件梦寐以求的事情,怎能不激动人心?

今天刚好在外地出差,晚上查阅邮件时发现了以下获得国家自然科学基金课题资助的电子邮件通知:

赵长青先生:

您好!您所申请的国家自然科学基金项目已获得国家自然科学基金委员会的资助批准。

项目批准号:81271059

项目名称:气道炎症时神经肽调控肥大细胞脱颗粒的机制研究

每到此时,我便"原形毕露,得意忘形",恨不得一下子把这个消息告诉我所有的弟子。于是,我忘记了时间(已经是深更半夜),忘记了辈分(没有了往日的矜持),率性而为,眨眼间的功夫,一篇短消息就在指尖上完成了,于是接下来的几秒钟的时间里,这一消息,跨越时空,跨越地域,成为了午夜时分给大家的问候。

"多少辛苦就为这一天，多少积累就体现在这一刻……"当我读着弟子们的回复时，心中激起了又一层的浪花，思绪顷刻间变得有点零乱，记忆好似模糊好似清晰。当年做科研的场景历历在目，先生修改论文的笔迹，至今还常常浮现。

科研，对于许多临床医生而言，是一块"短板"。我也不例外。但是，作为朝着"科学家＋哲学家＋医生"迈进的临床医生，现今的学科带头人，我始终认为，科研是临床的巨大的驱动器，从长远来说，没有科研就没有临床的进步，也就没有健康的有力保证。所以，把短板变强项，科研临床相结合，应该成为工作的方向。

期待着在接下来的几年时间里，我及我的科研团队，一起努力，做出骄人的研究，以此报答国家的资助，报答老师的栽培，报答大家的期待。让我们在实践中成长。

附注：此次（2012年）获准资助的课题仍然是鼻过敏方向。课题的目的是深入探讨鼻过敏时发挥关键作用的一种细胞——肥大细胞的脱颗粒机制。以往的研究已经证实该细胞的免疫性脱颗粒，也就是人们熟知的诸如"花粉症"这样的患者，在接触花粉等过敏原后，机体对应地产生拮抗性的一种称之为免疫球蛋白E(IgE)的物质，当过敏原与吸附在细胞表面的IgE结合后便触发细胞内一系列的生物化学改变，导致细胞内合成的包被在颗粒内的各种反应性物质的释放，引发临床症状。

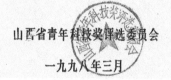

山西省青年科技奖评选委员会

NO: 980019

赵长青 同志：

您参加第二届"山西省青年科学家奖"暨第三届

"山西省青年科技奖"的评选，经山西省青年科技奖

评选委员会最后审定，您已荣获第三届"山西省青年科技奖"

并授予"青年医卫专家"称号

谨向你表示祝贺

此致

敬礼

山西省青年科技奖评选委员会

一九九八年三月

山西青年科技奖及山西青年医卫专家获奖证书

科学研究进展提示，肥大细胞不仅有以上一种脱颗粒方式，那么其他脱颗粒方式究竟是什么样的，机制如何，有何临床意义呢，这正本课题要探讨的内容的一部分。很显然，这样一个研究方向着眼大局，瞄准发病的关键环节，具有以点带面的作用，研究的意义可谓重大而深远。让我们共同期待研究的进展和结果吧。

第二篇

人文情怀

父母情

一

血脉

2015 年 9 月 2 日

在传统中国人的观念中，出息就是血脉相承，金榜题名。1978 年，也就是恢复高考后的第二年，我历经艰难步入梦寐以求的大学殿堂，为以后的工作铺就一条金光大道。1986 年我面对留下来将来可以当科室主任的诱惑，毅然报名参加硕士研究生的考试并被录取。1992 年抱着一腔热血，意气风发地"南下"考博士并第一次见大世面：中南大学曾经有像医学教育家颜福庆、病毒学家汤飞凡、内科学家张孝骞等现代赫赫有名的大师，更有导师陶正德教授那样精通多门外语、具有非凡才能、又善于口头和文字表达的老师。1998 年，我荣幸地获得国家留学基金委的资助，以高级访问学者身份到美国进行博士后深造。

要说这些也算成绩，自然离不开家庭的熏陶。据母亲讲，我的学业事业不算什么，理由是先辈们的业绩比我辉煌得多。据《大同煤矿发展史》（人民日报出版社，2014）介绍，我的爷爷毕业于北京大学，20 世纪二三十年代曾经领衔开发大同煤

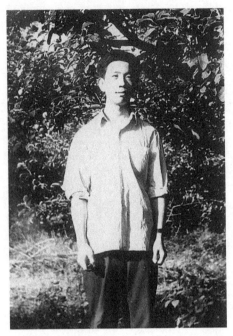

校园生活（1980年，太原）

矿，1949年后重操旧业，任命书还是1956年由时任国务院总理周恩来签发的。

父亲由于受战乱影响没有太高的学历，但从1950年他在《人民日报》发表的署名文章可以看出父亲的一点点才华。据母亲讲，父亲能讲一口流利的日语，还能看懂日文书籍。从父亲留下的一份类似自传的材料中不难看出，出于生计的考虑，他当年还曾经短期担任过日文教员呢。

在我幼年的记忆中，无论卧榻之旁还是整齐的书柜，摆放的全是各类书籍。父亲休息或闲暇时总是要拿一本书在查阅什么。父亲有个习惯，读书时常常圈圈点点，有时还在书的上下左右空白处做标记或写读书心得。他的钢笔行书尤其漂亮，不论横写还是竖写，总能把繁体汉字刚劲有力地表现出来。这已经不仅仅是单纯的记录了，更是一种国学的弘扬和美的享受！长辈这些点点滴滴的习惯怎能不影响后辈人呢。我就是在不知不觉中受到家庭文化的熏陶。

母亲虽出生大户人家，但生不逢时，正值日寇大举侵华之际，从小颠沛流离，未能受到本应获得的正规教育，更谈不上高等教育。母亲靠着家庭的影响和潜意识中的求知欲，"自学"了一些语文基础知识。别小看这一丁点的知识，以后母亲无论到哪里，碰到什么文件都不胆怯。及至后来生病后，有一天母亲问我，为什么在所吃的止痛药的说明书里写有"癌性疼痛"呢？我虽然几句话敷衍过去了，但聪明的母亲肯定知道了其中的秘密。

二

时代

2015 年 10 月 6 日

母亲曾说，自己属虎，由此也决定了一生的命运，那就是敢想、敢干、有点子、有办法。她又常说，我叫秒贞，谐音就是秒针，就是生命不息的意思。一个人如果无所畏惧又坚持不懈，还有什么困难克服不了，还有什么问题解决不了！

1949 年 9 月，太原这座孤城曾被包围常达一年之久，几乎"弹尽粮绝"，因营养缺乏导致失明等疾病者比比皆是。就是在这样的艰难条件下，母亲克服一切困难，靠着父亲的一点儿薪水，靠着勤劳的双手，度过了一段难忘的岁月。后来，母亲常说起当年的故事，比如在太原外围制高点的东山顶发往城内的枪炮子弹是怎样的一种呼啸声，让人心惊胆战的哑炮落在屋顶又是什么样的响声，以及当众押解俘虏游街等。

20 世纪的 70 年代，父亲响应国家号召从大城市来到穷乡僻壤的乡村。我亲爱的父亲终于在等待工作分配的某一天于"五七"干校学习期间突然发病离开人世，离开了难以割舍的妻子儿女。中年丧夫的切肤之痛给母亲以巨大的打击。我清楚记得，几乎是一夜之间，母亲的黑发变成了花白！

人们常说父母是最好的老师，此言极是。母亲这种有胆有识、一往无前的大无畏精神无时不在影响着我。我1992年报考原湖南医科大学。就成绩而言，后来成为我博士生导师的陶正德教授曾经在电话和信函中这样说："你的成绩几乎无可挑剔，英语尤其突出。"那还有什么可担忧的呢？原来陶老师一心想招一位能留校工作的学生，而我所在的单位坚持要毕业后回来，出现这样的僵持局面是我始料未及的。陶老师虽然四处写信推荐我，希望把我转到别的导师名下，但是由于错过了复试时间，一时难以落实。面对这样的尴尬局面，我思虑再三，决定冒然南下一试。当我几经转车颠簸三天赶到学校报名时，陶老师一句"你是收到我的电报才赶来的吧？"让我如释重负，如愿以偿（注：电报是当年9月1日发出的，而那时我已经在南下的火车上）。

1997年我欲报名参加旨在选派出国留学的国家外语水平考试。没想到，学校单单把我"搁置"起来，理由是像我这样的学科带头人，一旦出国，多不回来。获悉此消息，我立即向有关领导反映，希望给我一次报名考试的机会，但答复就是一条：这是集体研究的意见。怎么办？我径直找到当时负责学校工作的领导家门口，想一辩是非。可是领导太忙了，无暇顾及我这样的小字辈和这样的琐碎事。如何是好？我在门缝里往里看，领导在猫眼里往外看，在我的一再恳求下领导允许给我5分钟的"答辩"。就是这关键的5分钟决定了我后来在美国留学的命运。至今想起来就觉得有点儿不可思议，但这是事实。在此要感谢这位深明大义的校长。

1998年迎来了我的又一个考验。大学老师历来把职称视作第二生命。我当年要报名破格晋升教授，但是相关部门认为虽然其他各项条件都符合，但任职年限不够。就这个问题，我做了细致的分析，认为既然是破格，那就是不拘一格选人才，照此逻辑，就不一定要受任职年限的约束。况且怎么比我任职时间还要短的老师就能申报呢？为此，我找到相关领导反映，找到相关专家辩解。终于在学校职称晋升专题会议即将结束的前几分钟，我把手书的反映材料连同上级的批示送到了校领导手中。据说当年我是学校为数不多的几名年轻教授之一，可又有谁知道其中的酸甜苦辣！

三

奋斗

2015 年 12 月 20 日

我年幼丧父，母亲未到知天命之年便独自一人操持里里外外一大堆事。为了顾全大局，母亲拖儿带女，含辛茹苦，看尽了白眼，吃够了苦头。按照相关规定，国家干部病故后，其家属及未成年子女应该由政府承担抚养费。记得为了争取这笔本应得到的每月 7 元的生活费，母亲先是隔三差五跑"衙门"，见效果不好，后来就"入乡随俗"改为直接向那些大人们"攻关"。我清楚记得母亲风雨无阻、跋山涉水、费尽周折、一趟趟不厌其烦地"拜访"地方要员，直到落实政策。

20 世纪的 70 年代，教育颓废，中学基本以劳动为主，学习为辅，而且当时的劳动强度远超出了我所能耐受的程度。记得有一年学校安排劳动，有三个选择：掏大粪，背砖填窑以便烧制砖块或长途负重割麦子（自带生活用品和劳动工具）。我先是选择了掏大粪。且不说具体环节，单是把一大桶大粪沿着田间小路送到几公里之外的庄稼地就是一个大问题。一次由于我们两个学生块头儿不大（体重加起来不足一桶大粪的重量），没有掌握好平衡，于是连人带车并一大桶大粪"横卧"在路上，那个尴尬场面至今还历历在目。

后来又选择背砖填窑。这是一种高强度的劳动，要头顶烈日把一块一块从模具中出来晾干的砖坯一摞摞背到砖窑烧烤，规定一次背 10 块。那个年代，食品奇缺，人人面黄肌瘦，本来就虚弱的身体经这么一折腾，很快就垮了。放弃劳动意味着放弃学习的机会，但已别无选择。整整一个学期我没有上学，整天跟同龄或不同龄的小朋友打扑克，日出东方时，我们蹲在屋檐下边玩边晒太阳，下午则躲着太阳走，夕阳西下时，集中讨论一天的得失经验等。现在的一点儿玩牌技巧应该归功于那个时候练就的童子功。那是一段特别开心的日子。但"好景"不长，突然有一天母亲发现了我弃学的问题。问清缘故后，母亲直接找到班主任，可那位班主任年轻气盛不肯接纳。于是母亲又径直找到校长说明情况，希望我能有机会继续学习。几乎有点儿不可思议，我又恢复了往日的校园生活。此后不久，高考恢复，我过五关斩六将，从 800 余名报考者中脱颖而出，顺利进入只招收 50 名学生的高考复习班，开始了崭新的生活。

1978 年的金秋十月，当我脚踏一双新鞋，昂首挺胸，走在大学校园的那一刻，心情是多么的复杂和激动。这是我多年来第一次穿上没有补丁的新鞋，顿觉路是那么的平坦，心情是那么的惬意！说来话长。由于父亲去世后家庭经济一落千丈，生活陷入了极度的困难中，曾几何时连基本的温饱都成了问题，哪还顾得上衣着！于是我不知从什么时候开始穿上了妈妈的一双磨得已经千疮百孔的鞋子，补了又补，穿了又穿，冬去春来，年复一年。由于鞋底补丁过多，以至于好像每天都行走在崎岖不平的山路上。但就是这样一双鞋陪伴我读完了中学，迈进了大学。虽然脚底磨出了老茧，但也磨炼了我的意志！

由于没有固定的经济来源，母亲盘算着怎么才能通过自己的双手维持生活。她想到了卖冰棒，这是一种体力活，熬时间耗体力。我大学毕业后等待分配的那段时间，经常帮助母亲照看摊子卖冰棒。至今，每当我途经某电影院门口当年的"摊位"，总想多看几眼，因为那里留下了我太多的记忆。

1992 年至 1995 年是我人生中具有里程碑意义的三年，因为我获得了在著名学府——原湘雅医学院攻读博士学位的机会。长江以南入冬后室内没有暖气，这对习惯了北方生活的我来说无疑是一个考验。记得有一段时间做总住院医师，24小时值班。为了能随叫随到，我常常是一接到传呼立即翻身下床直奔会诊地点。一个冬天下来，一件新新的毛衣被磨得只剩一个"骨架"。

冬天在宿舍写论文记笔记，手僵得不听使唤，于是每隔几分钟便用铁质热水杯暖暖手。一篇4000～5000字的文章工工整整抄写在稿纸上常常需要耗费几个晚上的时间。

由于学习紧张加之不适应南方的生活，1995年夏当我毕业回家后的一段时间不思饮食、体力不支，经检查确诊系胃肠蠕动减慢引发食欲下降所致，据说这与生活不规律饮食不习惯密切相关。至今回想起来，正是这种"拼命三郎"的精神为我的事业助力前行。

常说"生活的经历就是财富"。年少时经历的艰难岁月从某种意义上讲是上苍对我的恩泽。一个人的智商、情商、逆商等都是需要在这样的环境下培养。记得有一句英文谚语："Every dog has its day"。 翻译过来大意是，每个人都有走运的时候。今天我成为了教授，同时也是医生。我感恩国家给我这么好的工作平台，也时刻提醒自己要勿忘过去，珍惜现在，奋发有为。

师生情

一

由一张"老"照片所想到的

——兼谈几位恩师对我的教诲

2013 年 6 月 15 日

说是"老"照片，其实并不老，因为它就拍摄于 1998 年，只是拍摄地点和场景的例外及这张照片的"失而复得"，使我感触颇深，并由此勾起了与几位恩师交往的回忆。

那是 1998 年的一个夏日，我利用在美国学习的机会到著名的加州大学旧金山分校（University of California, San Francisco, UCSF）参观。原本计划就看看校园和图书馆，但一个非常偶然的机会，就在横穿校园一个走廊的时候，我发现这里有一个设计别具一格的科学画廊，其中第一幅巨幅画像就是诺贝尔，紧随其后的是该校历年获得诺贝尔奖的数名科学巨匠。每一幅画像下都有该科学家的生平简介和科学贡献。我非常惊喜，被这"意外"的、我最感兴趣的内容所吸引。因时间关系，我只能浏览，于是便与这些科学巨匠"合了影"。但由于底片冲扩处

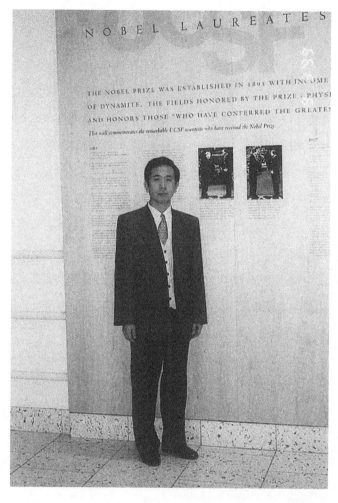

一张"老"照片（1999 年，美国旧金山）

理过程中的差错，我一直无缘看到照片，直到前不久，一位朋友终于将这张尘封数年的照片"完璧归赵"，我才有机会再次通过图片领略这些"大家"的风范，并长久回味。

一所大学之所以能走出这么多的诺贝尔奖获得者，绝非偶然。后来当我有机会在 UCSF 短期参观学习时，对该校的教育模式和产学研一体化的运作有了更深刻的理解。

一次朋友带我前往旧金山湾区著名的苹果总部参观。当我们驻足在一块刻有苹果标志的石雕前合影留念时，远眺夕阳照耀下满天的落霞，"扫描"着貌不惊人、但却几乎每一天都有可能诞生一项新的发明创造的一栋栋建筑，一种敬仰之情和崇拜之情油然而生！我想，无论教授还是学生，必须走出校门、开阔眼界、与实际结合，才能产生碰撞和火花。

后来我又有机会到旧金山湾区的斯坦福大学医学院参观，所见所闻，感触颇多。斯坦福大学附近有一处隶属大学占地数百亩的山地。这里除了一个高耸入云的电视信号接收塔之外，一眼望去，满山遍野，郁郁葱葱，别无任何建筑。师生们或小跑锻炼或漫步思考，完全沐浴在这样一个浩大的天然氧吧中，尽情让思想的翅膀翱翔！

何为大学？大师也！创新也！宽松的教育环境就是一个秘籍。

诚如许多科学家坦言，任何科学的进步，哪怕是一丁点的前进，也都是源于科学家在巨人肩膀上的"一小步"。但如何才能站在巨人的肩膀上，我个人认为至少须具备两点：一是主观上孜孜不倦的努力，二是现实工作环境中"大师"级人物的启迪与自我感悟。平常所说的"师傅领进门，修行在个人"和"名师出高徒"恐怕就是这个道理。

我是 1992 年从山西医科大学考入原湖南医科大学攻读耳鼻咽喉科博士学位的，学习期间有幸经常聆听到身边几位大师的教诲，又能亲眼目睹他（她）们的一些创造性工作，我终生受益。

早就听说陶正德教授有"江南才子"之称，可惜一直无缘"见识"。一次，陶教授接到《中华耳鼻咽喉科杂志》的约稿，要写篇一万字的综述。按说他完全可以交给研究生先写初稿，然后再由他来修改"润色"，但由于时间很紧，那一阵子他白天晚上只要有空就"泡"在图书馆。由于他基础好、同时又精通英、俄、日等外文，所以能够短时间内非常高效率地获取到大量信息，加上他多年练就的扎实科研功底，使他能够以非常清晰的"脉络"和用深入浅出、通俗易懂的文字，把一个深奥的课题描述得明明白白。经过在福庆楼（以著名医学家颜福庆先生命名）办公室几天紧张的工作，一篇洋洋洒洒万余字的手书长篇论述便"诞生"了。当陶教授拿来让我看他手书的初稿时，我喜出望外简直就像欣赏一件艺术品。先不说内容如何，但看这珍贵的底稿和密密麻麻的修改痕迹，我就已经陶醉了。陶教授字如其人，行书潇洒自如，常常一笔写就一个甚至几个字，一撇一捺，一个标点，一个符号，都是那么恰到好处。不是书法家，胜似书法家！后来这篇文章不仅如期刊登，而且获得了很高的引用率，由此足见"江南才子"的美称名副其实。

肖健云教授诲人不倦，视学生如亲人。那时我正担任总住院，一天我正在做乳突根治术中的乳突轮廓化（这也是显微镜下耳部手术的基本术式之一），这时已经悄无声息地站在我身后观察良久的肖教授利用手术空隙"见缝插针"，边比划边说明乳突轮廓化的要点，同时还强调乳突轮廓化后的外形从一维平面看就如同人的肾脏一样，从三维平面看又显得凹凸不平，而每一个凹陷或凸起都代表着某种解剖标志。这种源于书本又高于书本的临床教学方法，曾使许多学生获益，真是"听君一席话，胜读十年书"。肖教授就是这样一位乐此不疲、甘于奉献的先生。

博士毕业离开学校后，朝思暮想，希望再有机会聆听老师的教诲。机会终于等来了。一次我利用出差的间隙顺道赶往我向往已久的湘雅医院耳鼻咽喉科病房，参加一次例行查房。早8：00整，由著名专家、博士生导师肖健云教授带队的查房开始。日复一日，年复一年的工作，凝练出交织着老师经验与汗水的智慧。日月如梭，人世沧桑，令我感叹的是老师对病友始终不渝的那份情结。由于病人多、床位少，走廊里到处都是加床，那天一共55位病友。肖教授逐一查看，并将重点病例记录在小本子上，然后安排其他年轻医生把这些病友按顺序——引到检查室进行物理检查，对部分疑难病例还做补充的其他检查，如纤维喉镜等。

面对一位因神经纤维瘤病累及一侧鼻前庭需要手术的中年男性病友，肖教授仔细进行体格检查，亲手翻起一侧鼻腔，边讲解剖边示意手术方式。神经纤维瘤病是一种少见的常染色体显性遗传病，患病基因位于染色体17q11.2。患病率为3/10万，由于基因缺陷使神经嵴细胞发育异常导致多系统损害。这个患者应该属于由 von Recklinghausen（1982）首次描述的神经纤维瘤病 I 型（NF I）。此类病友皮肤损害比较特殊，大小不一、遍及全身的"疙瘩"，让病友自己痛苦不已，让医生过目不忘。

一位因喉癌而在外院进行垂直半喉切除术合并呼吸困难的中年男性病友，慕名到湘雅医院住院治疗。经查，该病友系前次手术后局部使用的转移皮瓣过于臃肿而使声门裂狭窄所致，肖教授唯恐年轻医生理解不透，又亲自拿起纤维喉镜边示范边讲解症结之所在。还特别补充道，喉癌手术术式繁多，但湘雅多年来坚持手术同时切除杓状软骨，使喉狭窄的发病率大大下降（注：我至今还保存着肖教授当年为我修改的一例喉癌手术切除该软骨的手术记录初稿）。

一位青年女性病友因剧烈头痛而以颅内肿瘤收入院治疗，经内镜手术探查及病理证实，系颅内斜坡结核所致。手术后病情明显缓解。这样的病例即使从事耳鼻咽喉科专科工作一生，也未必能遇到！我抱着试试看的心理在最大的中文搜索网站"百度"输入关键词"斜坡炎症，结核"进行检索，所得结果为：未发现该词条。足见其发病率之低，也从一个侧面彰显出湘雅独特的魅力。

一位因中耳炎反复流脓的中年女性病友同时合并面神经不全瘫痪，由于前期治疗效果不好，几经周折来到湘雅医院住院治疗。依据病史和术前的CT等影像学检查，初步考虑系中耳炎病灶破坏面神经鼓室锥段所致，决定手术探查。

这样的典型病例一个接着一个，真是目不暇接。

湘雅医院一向以病种复杂且多样而著称，正是这样的环境催生了一批又一批的大师名家。仅从湘雅走出的院士就涉及医学的多个学科，如湘雅一期学生、著名的内科学专家张孝骞院士。

眼见为实，这样的查房确实让我大饱眼福。检查结束后，所有医生护士共同参加下一轮的主题：病例研讨。面对一个个的病例，一张张的 CT、MRI 等影像学检查胶片，大家七嘴八舌，各抒己见，最后大多由肖教授一锤定音。但肖教授非常民主，听得进去正确意见。一例中年女性病友，因 10 多年前一侧筛窦恶性混合瘤而行包括眶内容物剜除手术，此次又因剧烈头痛而入院，迫切希望手术。但 CT 等影像学资料显示，病灶已经侵犯颅内海绵窦及其周围的大动脉，手术未必能彻底切除病灶，而且术后颅底缺损修复将成为非常棘手的问题，处理不当有可能出现比预期要早的走向生命终点的事件。经过讨论，肖教授采纳了几位青年医生的意见，决定进行放疗。

结束查房已临近中午时分。当我缓步走到医院门口，仔细端详孙中山先生题词"学以致用"和毛泽东主席当年介绍其亲友到湘雅就医的亲笔信时，我对湘雅的生命线"纯朴严谨、敦厚笃实，老师循循善诱，学生勤奋好学，师生唇齿相依"有了更深刻的理解。

赵素萍教授办事干练，颇有些"杨家女将"的风格。一次，病人情况危急，尽管赵教授完成上午的门诊刚刚回家，不得已我还是抱着忐忑不安的心情拨通了她家的电话。在简要询问病情后，她二话没说，径直奔向手术室，立即投入抢救。那天由于时间紧急，天又刚好下雨，赵教授挽起裤腿，脚蹬雨鞋便一路小跑到手术室。事后一位同事告诉我说，"看见了吧，这就是赵老师的风格——不拘小节，干脆利落"。我从赵教授身上对什么是"巾帼不让须眉"有了更深的体会。

其实科室还有许多类似的人和物，限于篇幅，就不一一介绍了。湘雅医院耳鼻咽喉科正是由于会聚了这样一批"大师"，故能站得高，看得远，干出大事业。

陶正德教授修改论文笔迹

　　我在湘雅医院三年的学习一晃而过，但曾经在这样的环境中接受"熏陶"，哪有不受影响的呢！从 1995 年博士毕业回到单位工作至今，我在老师们的教诲和提携下，在全国同道们的关心和支持下，取得了一点儿成绩，如获得三项国家自然科学基金资助和十多项省部级科研课题资助，参与撰写全国高校教材《耳鼻咽喉头颈外科学》（第 5 版～第 8 版）和修订全国部分疾病的诊断和疗效评定标准，翻译美国著名鼻内镜技术专家 Kennedy 教授主编的专著《鼻窦疾病的诊断和治疗》，在国内外杂志发表学术论文 200 余篇，担任国内《中华耳鼻咽喉头颈外科杂志》

等本专业核心学术刊物的编委，数次在全国性学术会议上做专题发言，最近又在刚刚改版的《中华耳鼻咽喉头颈外科杂志》发表了近一万字的学术文章。但这丁点儿成绩，距离站在巨人肩膀上的"一小步"还相去甚远，只有忘我工作才能报答母校和老师们的培养，才能为医学事业的发展尽菲薄之力。

二

影响我一生的好老师
——记我的中学语文教师武国屏先生

2010 年 12 月 6 日

听说年逾七旬的中学老师武老师要出论文集《语文沉思录》，我立即放下手头的工作，赶写几句话，作为对老师培养之情的表达。

我是 1978 年恢复高考后的第二年从中学毕业后考入大学的。之后曾在国内外多个医院和学校工作学习。每当我站在三尺讲台上时，脑海中常常会浮现出当年武老师讲课时的音容笑貌。

那是上中学时，武老师代我们的语文课。他的魅力不仅是外在的魁梧和平易近人，更体现在教书育人工作上那种忘我无私的精神状态。他虽有渊博的学识，令同学们感到高深莫及，但为讲好一课还要翻阅大量资料，精心备课。他的教案年年都要更新、充实，永远不是一成不变的东西，这种精神感染了许多的学生，我就是其中一个。可以负责任地说，我每年为大学生的讲课都要创新修订，即便是研究生入科培训的辅导讲座，也年年更新。这些都是武老师当年树立的楷模的影响所致。

他有一手漂亮的行楷结合的板书。那个时候我非常羡慕老师漂亮的板书，梦想着有一天也潇洒自如奋笔疾书。后来我每到书店总要在放置行书字帖的书架前逗留一会儿，恨不得把那些名人字帖熟记在心。又一次放暑假，偶然路过文化馆时，从门缝中斜看进去，发现一批画家正在集体创作一幅巨型油画。于是我好奇地溜进去，席地而坐，静静地观摩。画画除了人物风景等，还需要挥毫泼墨，把最能代表本作品的一首诗、几句话，或是几个字，恰到好处地"题写"在一幅画的某个位置，然后是署名等。一个假期行将结束了，我对语文又有了新的认识：写一手好字，是将来工作的需要！于是我购买了行书字帖，有时间就拿出来看看，等到夜深人静的时候，躺在床上，望着高高升起的月亮，手指头常常比比划划地模仿那些极富美学特点的字迹。我虽然限于当时的条件没有拜师学手书，但这种在老师和周围环境影响下的自学对后来的成长还是发挥了很大的作用。现在虽然讲课多用PPT等幻灯，但偶尔需要时在黑板上写几笔不也是一种乐趣和展示吗？

武老师还有一种源于课本高于课本的出神入化的讲解。年轻时候跟上一位好老师，真的是受益终身。我后来常常因为工作的缘故需要讲课，怎么讲就不单单是专业的问题了，一定也涉及和听者互动的问题以及讲课艺术的事情了。无独有偶，一次阅读外文文献时发现一位著名的专家，为了说清楚一个临床遇到的问题，常常现场即兴边画边讲，不过几分钟，一幅配着注解的示意图就展现在病友和同行面前。这种生动有趣、深入浅出的讲课方式，哪有不愿意听的道理。直到现在，我出门诊记录病历时，常常图文并茂，几分钟内就绘就一幅解剖和病理示意图，既简洁明了又便于说明问题，病友都很喜欢。许多病友拿着珍藏20多年的病历前来就医时，我一眼就能看出自己当年定位"作品"。所以，中学阶段所学语文知识及老师的授课方式具有源头性的启发带动作用。

对于同学而言，武老师的讲课何止是一般意义上的吸引，准确说是莘莘学子与恩师心灵的碰撞与共鸣。在这样的氛围中学习，是一种愉悦，一种放松，一种享受，自然会有事半功倍的效果。

武老师讲课放得开，收得住。在介绍背景知识的基础上，先阐述课文的主要情节，并对重点内容重点讲述，之后逐渐收拢，把全篇内容归纳到中心思想这条主线上。他在谋篇布局方面的分析和教授，使我终生获益。记得当年高考的一道缩写题，我就是因为受武老师的熏陶，拿了较为满意的分数。后来在中南大学湘雅医学院攻读博士学位时，一次，老师把编辑部转来的一封信交给我，让我试试看。仔细阅读发现，这是一份原本不错但却因文字表述不到位需要压缩的论文。我连夜在图书馆铺开摊子，先阅读几遍，然后查阅核对一些关键的数据，之后深层次理解作者想要表达的意思，最后一步是动笔修改压缩。当次日早晨，我把压缩完毕工工整整抄写在稿纸上的"初稿"交给老师时，先生惊讶地说了一句：你就完成了？看得出，老师比较满意。其实这其中也有武老师的贡献呢。

工作以后，我靠着中学时的这点儿语文功底，以及后来的自修，语文写作水平逐渐提高。先后申报科研课题多项，发表论文及科普文章多篇，翻译英文版著作和文章多部（篇），还多次应邀到国内外进行学术交流。言简意赅，逻辑严谨，中心突出，已经成了我的思维习惯。如今我能够得心应手地写论文、讲课，与同行们交流，一定程度上与老师当年的教诲密不可分。

记得有一次，我为了写好一份科研申请书，苦思冥想，字斟句酌，反反复复进行了多次的修改，直到自己满意为止。功夫不负有心人。投出去以后很快得到了资助意见。多年后一位参与评审的同行专家半开玩笑说，那份申请书一看就知道是你自己写的，文如其人。

语言是交际的工具，文字是语言信息的记载，语文水平的高低直接关系到工作绩效，学好语文非常重要。感谢上苍，使我有幸遇到像武老师这样的启蒙老师，影响了我的一生。

三

博士成长之路

——2009 级博士研究生张芳副教授的求学感慨

2014 年 3 月 15 日

我怀着感恩、喜悦和留恋的心情参加我的导师赵长青教授为即将毕业的博士和硕士研究生举行的欢送会。我郑重地穿上四年前买好的一条艳丽又不失高雅的裙子，这条心仪的裙子（未曾穿过）此刻我认为是最适合穿它的场合，因它最能表达我的心情。毕业之际，我思绪万千，心潮澎湃，千言万语难以表达我的感慨。我举着酒杯一口气说了几十分钟，具体说了什么，想不起来了，无非是博士期间的学习感悟。那是真情流露，没有丝毫的装饰。在场的许多同学都静静地听，默默地想，完全沉浸在非学术场合的学术氛围中。在这个欢送会之后导师赵长青教授给我一个特殊任务，要我把当时即兴的发言写下来，与师弟师妹共勉。

我从小爱学习，总是希望自己在学业上能成功，梦想自己在学术方面有建树。我求知欲强，求学的道路上有机遇，但是也有深深的遗憾。我的那个北医（原北京医科大学）梦，一次一次地破灭。我曾在 2001 年、2008 年和 2009 年，报考北医的硕士、博士，两次进入北医的复试。努力过，付出过，但在自己的不自信与不坚持中选择了放弃。抱着这样的心情我报考山西医科大学的生理学博士，考试顺利达线，录取中经历一番艰辛曲折，机缘巧合，被赵长青教授录取到山西医科大学第二医院的耳鼻咽喉科。遗憾中有欣慰，赵长青教授（留美归国专家，发表多篇 SCI 论文，是山西省首批跨世纪学科带头人）是我非常仰慕和崇拜的专家学者，若能得到赵教授的指导，我的科研水平将会有很大提高，亦是学术生涯的幸事。

对于这个来之不易并带着心痛的博士学业，我格外地在意，非常重视导师的教导。第一面见到赵教授立刻感受到他认真的作风，因为是跨学科的调剂，在决定录取的情况下，正式的面试考核往往不安排，但是赵教授还是安排在第二天（周六）下午 3 点为我一个人举行面试。在面试时还见到了三位可亲的师姐（都是副教授），她们在我四年的博士学习中给了我最大的帮助。面试时赵教授特别给我指出博士阶段学习的要求，时隔四年依然历历在目："做学问要钻研踏实，才能有长进（如某位教授，坚持每天收听 BBC）。跨学科是个挑战，在临床要多努力，至少学会常规手术操作。对于科研来说，病种不同，但方法是一样的。博士期间要尝试报国家自然科学基金，要写 SCI 论文（当时学校并不要求，但导师有更高的目标），并大胆投稿《美国鼻科与过敏学杂志》。三年时间短暂，要抓紧，你的年龄有点儿大了，更要抓紧。"我很感谢导师为我安排这次面试，并给我指出博士期间努力的方向。

第一个学期，我认真学英语，每天在网上听 VOA special English，听和写的能力明显提高，一次成功通过大学英语六级考试。我很高兴，没有让导师失望。第二学期，导师安排我临床锻炼 6 个月，2010 年的 3 月到 9 月，当时正好是上海世博会，我特别想带孩子去，但是不愿意请假。在这期间我主要工作是住院部的临床工作，上手术、写病历、记录病程、查房、开药，每天的确很辛苦，也见了许多气管切开等日常手术。我工作认真，受过导师表扬，也挨过批评，刚开始受批评还很不习惯（好久不当学生），有些害怕这个严厉的导师。

第三学期，临床实习刚结束，月底就是开题报告会，我准备得不够，没看几篇文章，就要开题答辩，困难重重。导师把他刚申请到的归国课题交给我（这令很多人羡慕），这个侵袭性真菌性鼻窦炎的课题好难呀，我看了 3 天，自以为已经基本看懂。结果开题答辩不流畅，被学校的专家指出很多问题，会后导师严厉批评我，令我十分羞愧。发现自己过去的一学年努力的不够，应该尽早准备开题，而不是开题前一个月还没有看好文献。这回既然导师帮助给了课题，我得抓紧时间，认真完成。这个学期，我翻译了一篇关于树突状细胞和 Toll 样受体的长篇综述，撰写了题为《侵袭性真菌性鼻－鼻窦炎》和《*Maspin* 的结构与功能》的两篇综述。这期间我学会了使用 EndNote 软件，其在书写格式和参考文献整理方面十分好用；通过写综述和翻译综述，文献的阅读量提高，对于课题的理解加深，思路细化，为下一步做实验打下基础。

春节过完，第四个学期一开始我的课题就进入了实验阶段。首先联系细胞培养室、分子生物实验室、真菌实验室、动物实验室。然后我结合实验室的条件，制订了详细的实验方案；比较试剂公司的产品和价格，购买试剂和耗材。在做实验过程中向实验室的老师和同学们求教实验的方法技巧，在丁香园网站寻找信息，每完成一遍实验，及时分析结果总结经验，按阶段向导师汇报实验进展。

在这个过程中，我体会到做实验不容易，要主动寻找资源和支持，克服各种困难。医学院分管科研的一位老师说，养细胞、养动物要像养孩子一样精心，实验一开始，我就做好精心细致的思想准备了，但还是遇到很多失败。实验室的故事，值得永远珍藏。养细胞的时候，由于实验室学生多，在超净台的工作需要排队，有一段我的工作时间排在晚上 11 点以后，我在实验中无人打扰，安静而高效，但是做完实验一个人走在漆黑一片的楼道和校园里多少感到有些恐惧。有几次，晚上我把老公叫到实验室的准备间等我，做完实验出来看见老公坐着打盹，心里很歉意，我做实验全靠老公管家里的事情，还要老公晚上来当"保安"。还有一次，我一个人做完实验出来，看见楼道里有人，我的心一下子狂跳起来，不知如何应对，走进才看见是一位熟悉的教授。原来教授是来检查实验室的，原来每天深夜楼里还有教授的学生在实验。我一直只是羡慕这位教授有两项国家自然基金课题，真不知道原来国家自然科学基金课题的研究如此辛苦，于是我对科研工作者的崇敬之情油然而生。

刚开始动物实验时，我对于抓大鼠有心理畏惧，大鼠在我的手中动一下，我的手也抖一下，心也紧一下。师姐安云芳很厉害，她一边抓大鼠，一边说："我就不信了，是你厉害还是我厉害！"我的胆子在师姐的带领下壮大了，敢上手抓大鼠了。但是实验一直很不顺利，大鼠死亡率很高，原来是因为没有搞明白全麻前空腹的控制，大鼠不给早餐，不等于空腹（因为大鼠是夜间觅食的，与人不同）。给导师汇报实验，导师提醒预实验阶段，一次可以 10 只大鼠，这样失败的范围缩小了很多。还有给药剂量一直把握不住，因为国内外的文献报告的给药剂量差别巨大，无所适从，这需要自己在实验中鉴定真伪，理清混乱。这个小问题搞清楚了，实验有了一大进步，并成为后来发表的 SCI 论文里的一个亮点。一个小问题就可以导致整个实验流程不能正常进行，科研的细节决定成败。实验中的故事太多了不能一一详述，做真菌实验需要严格的隔离和无菌观念，我每次完成实验就像患了强迫症，不停地反思，怀疑自己做得不好。而在做病理切片时，急于求成，一时冲动，没有完全脱钙就去包埋，导致第三批的动物实验结果毁在最后的阶段，无比痛心。就这样失败再失败，实验做了一年，第四、五学期一直在实验再实验。春去春又回，第二年又是迎春花盛开的时候，就在这样的煎熬和锻炼中，我的实验也基本完成。

第六学期开始了，按照之前的学籍管理我应该毕业了，但是学校有新要求，在职学生学制改为四年。我的心里很惆怅，特别想毕业，做实验太煎熬了。在我心浮气躁的时候，偶遇前面提到的那位夜间查看实验室的教授，他问我："三年急着毕业能有什么成绩？"我的导师赵长青教授也说，可以边实验，边整理数据，边写论文了，为明年毕业打基础。我于是开始动笔写论文。

其实，写文章和做实验一样，需要动脑筋，反复修改。我加班加点，辛苦写了半个月，终于完成了一篇论文，拟投稿《中华耳鼻咽喉头颈外科杂志》，我急着发邮件给导师，结果被导师修改了几十处大大小小的问题。看着导师的修改意见，我很惭愧，许多错误是自己完全能够发现的，如标点符号的错误、、英语摘要的拼写错误等，很不严谨。按照导师的修改意见，我修改完就投稿了。同时我继续写其他几篇论文，我感觉越写越有信心，大概两个月，基本写完毕业论文。我开始写英文论文，还算顺利，一个月完成。这时投稿《中华耳鼻咽喉头颈外科杂志》(简称"中华")的文章被拒,提出9条意见。我看了这些意见,很受打击,"中华"对文章要求太高了。一个月过去了,我仍然没有修改的信心,每次看完专家的意见,就备受打击。这时,导师赵长青教授给我鼓励和鞭策,他告诉我,你这是一篇好文章,文章的题目就是创新点,好好修改,继续投稿"中华"。有了导师给我的莫大鼓励,我静下心,根据专家的9条意见一一修改,包括请统计专业的老师指导统计方法。经过两个月的细致修改和导师严格把关,我再次投稿,一个月后文稿被接收了,这让我信心大增。这个过程我体会到同样的实验,表述不同,读者的理解不同。同时感慨仅40元的审稿费,就有两个专家的9条意见,很超值!

带着这份信心和"中华"投稿的经验,我开始修改几个月前写好的英文论文。我发现那篇文章里面的错误多如牛毛。这样粗糙的论文发给导师,真是要感谢导师有涵养,给我留面子,只对我说不要急着回复他的修改意见,认真修改,考虑好再发邮件(现在真是理解有些导师扔掉学生论文时的愤怒了)。又经过两个月的修改,我才把英文论文的修改稿交给导师。非常感谢导师,给我介绍江苏中医药大学的李泽卿教授为我修改论文。李教授的修改可谓逐字逐句,包括动词的时态错误、名词单复数误用、参考文献的格式不标准、引用不恰当的参考文献等。看了李教授的修改意见,我被他严谨认真的精神所感动(与导师和李教授的治学态度相比,我的差距显而易见)。连续几个月的紧张的修改,老公很不理解,改文章居然每天12点以后休息。我给他看导师发给我的邮件,他也很钦佩,导师的邮件发送时间都是深夜或黎明。文章经过导师的几次修改,特别是前言和讨论的前面几段,条理更清楚,创新点更突出。春节前我问导师可否投稿,导师仍然很慎重,说要请统计专业的老师把把关。于是我去找统计的一位教授,那天是腊月小年,教授放下家里的事情接待我,更意想不到的是,刘教授在过大年的前一天为我完成了统计学的处理(医科大学的教授前辈,就是这样兢兢业业的工作!)。经过刘教授的指导,统计学方面的问题及时解决了,文章看起来更加精致严谨。在进一步请我的一位美国加州大学的医学博士朋友修改语法后，文章语言更流畅，这时我终于得到导师的许可，可以投稿了。

至此共有200余封与导师的往来邮件记录了课题的研究与写作过程。在导师的鼓励下，我大胆投稿《美国鼻科与过敏学杂志》（影响因子2.32，是鼻科学的权威杂志之一）。经历一审和二审的专家评议，在春天，牡丹花再次盛开的时候，我们的文章被《美国鼻科与过敏学杂志》录用了！

我顺利通过了毕业答辩和论文评审，即将毕业。我期待毕业，我想用好成绩回报导师的恩情。同时我特别留恋博士期间的学习生活，我希望一生都能得到导师的教诲。导师在毕业之际反复强调，博士毕业是学术生涯的开始，而不是结束。我将把导师的话铭记在心，毕业后用好成绩，继续向导师汇报。我将带着感恩离开，将把博士期间学到的严谨细致、兢兢业业、锲而不舍、淡泊宁静的精神带到我今后的临床工作和科学研究中。

（张芳）

长青同志：来信收到，对所提的问题，写了一些如下。
不知会适否，请指正。 何泽涌 第 1 页 2005.06.06

Nodal Flow Model

（一）

monocilium

node（原结）

每一个nodal cell
表面有一条 monocilium

整个node的表面
佈满着 monocilia.

原条

胚盘

在早期胚胎的胚盘期，在胚盘的尾侧（倒）正中
有一条由纤胚层增厚形成的条状结构，称作原
条（primitive streak），在原条的前端，植小隆
起，称作原结（primitive node，primitive knot，或
embryonal node），本文以后简称作 node。（关
于以上内容，请复习参覆胚胎学教材。）

构成 node 的细胞，称作 nodal cell。另一个
nodal cell 的表面有一条，只有一条，纤毛。这种纤毛
称作 monocilium。这样，node 的表面佈满着许
多 monocilia（多数）。

根据对小鼠胚胎的观察，发现有一种基因
突变的小鼠，她的 nodal cell 上没有 monocilium。

20×20=400   D1.42.639

著名组织胚胎学专家何泽涌教授给本文作者的亲笔信

第 2 页

这种小鼠怀者或的鼠仔的内脏，有些鼠仔是内脏正位（situs solitus），也有些同窝的鼠仔是内脏逆位（situs inversus）。但是因2常的小鼠，它的 node 上满是 monocilia，它所生的鼠仔，全是内脏正位。

（二）

为什么 node 表面有 monocilia 的胚胎，发育成的胎儿，都是 situs solitus。node 表面没有 monocilia 的胚胎，发育成的胎儿，有些是 situs solitus，有些是 situs inversus？

目前曾提出一餐下方式的假说，来回答它问题。

左 Node 表面的许许多多 monocilia，不断地拨着 node 周围的流体，使它液体向胚逼的左侧流。noda 周围液的它种向左流动，称作 nodal flow。（在你来文中，把 monocilia 的这种拨动周围液体的运动，认为是 monodilium 都像着 vortical motion《旋转涡立力》引起的。）

著名组织胚胎学专家何泽涌教授给本文作者的亲笔信

第 3 页

记住：胚盘有这种 nodal flow 的，发育成胎儿，就是 situs solitus。胚盘没有 nodal flow 的，发育成的胎儿，是 situs solitus，还是 situs inversus，是随机的（Randomization）。以这种 ~~方式~~ 即以有无 nodal flow 来 ~~谈~~ 解释说明：node 表面的 monocilia 与胎儿内脏正 移位 的关系的方式，称 "nodal flow model"。

（中文中把 nodal flow 译为 "胚胎结节流动"，这容易使人误认为 "结节（node）是能流动的"；又把 model 译为 "模型"，三者合起来，成为 "胚胎结节流动模型"。这简直使人不知所云了。）

（三）

对以上那种解释方式，近来又有进一步的发展。问题是：为什么有了 nodal flow，胎儿就是 situs solitus；没有 nodal flow，胎儿内脏 到底是 situs 是 solitus，还是 inversus，是 Randomization？

现在的解释是：在 node 周围流液中含有一种称 morphogen 的物质。morphogen 能促使器官的

20×20＝400   D1.42.639

第 4 页

形成。当有向左流的 nodal flow 时, 胚胎左侧的 morphogen 含量便比胚胎右侧的高, 这导致 situs solitus。若胚胎的 node 表面没有 monocilia, 也就没 nodal flow, 这样胚胎左右两侧的 morphogen 含量是相等的。这样这个~~终产成终~~胎儿到底是 situs solitus 还是 situs inversus, 是 Randomization。

(四)

左 monocilia 内有一~~种 monocilia 所~~~~种蛋白是有的蛋白质~~含有一种 monocilia 所特有的蛋白质 Kinesin (某文也称 Ird dynein)。因 Kinesin 是 monocilia 所特有的, 因此有 kinesin, 即表示有 monocilia, 也即有 nodal flow。实验证明, 在鸟类 (鸡)、两栖类 (蛙)、鱼类 (斑马鱼) 的胚胎的相当于哺乳类胚胎 node 的部位, 都能发现 kinesin。因此动物进化看, 在脊椎动物~~进化~~~~个~~早期的鱼类阶段, 就有 kinesin, 也即有 nodal flow。
~~也即有 monocilia,~~

著名组织胚胎学专家何泽涌教授给本文作者的亲笔回信

读散文

我与它——读刘亮程散文有感

2008 年 11 月 30 日

几年前我读到刘亮程的一本散文集，一种土质的、原木的气息扑面而来。两个字：鲜活！

在城市住久了，便渴望到田野、乡村走走。于是大家利用闲暇时光遍游祖国的秀美山川，借与大自然亲密接触。无论"日出江花红胜火，春来江水绿如蓝"的美景，还是路边绽放的野花、田间耕作的牲畜等，都给我们带来意外的惊喜。我们会对所见所闻有许多感受。然而，对游走在田间陌道的、看似不通人性、不会讲话的它们，您了解多少呢？

作家刘亮程用他那饱含深情而又细腻的笔触，为我们描绘了这寓言般的故事。

1. 它们把人叫啥？

刘亮程如是说：你敢说张三家的狗不认识你李四吗？它只是叫不上你的名字，它的叫声中有一句可能就是叫你的，只是你听不懂。路边泥塘里的那两头猪，一上午哼哼叽叽，你敢保证它不是在议论你们家的事。猪夜夜卧在窗根，你家啥事它不清楚？人和牲畜相处几千年，竟没找到一种共同语言，有朝一日坐下来好好谈谈。想必牲口肯定有许多话要对人说，尤其人之间的是是非非，牲口肯定看得比人清楚。

人和兽难以分舍，在人的灵魂中，有一大群惊世的巨兽被禁锢着，如藏龙伏虎，它们从未像狗一样咬脱锁链，跑出人的心宅肺院。偶尔跑出来的，也会被人当做疯狗打了、灭了。

在人心中活着，必是些巨蟒大禽。在人身边活下来的却只有温顺之物了。

2. 狗这一辈子

一条狗能活到老，真是件不容易的事。太厉害不行，太懦弱不行，不解人意、太解人意了均不行。狗本是看家护院的，更多时候却连自己都看守不住。活到一把子年纪，狗命就相对安全了，因为狗一老，再无人谋它脱毛的皮，更无人敢问津他多病的肉体，这时的狗很像一位历尽沧桑的老人，世界已拿他没有办法，只好撒手，交给时间和命。一条熬出来的狗，熬到拴它的铁链朽了，养它的主人进入暮年，它便获得了自由。

3. 通驴性的人

刘亮程自称农民，和驴有一种兄弟情深的关系。他这样描写："我四处找我的驴，这畜牲正当用的时候就不见了。驴圈里空空的。我查了查行踪——门前土路上一行梅花篆的蹄印是驴留给我的条儿，往前走有几粒墨黑的鲜驴粪算是年月日和签名吧。我捡起一粒放在嘴边闻闻，没错，是我的驴。"

我没做过驴，不知道驴这阵子是咋想的。我们是一根缰绳两头的动物，说不上谁牵着谁。时常脚印和蹄印是一道的，最终却走不到一起。驴日日看着我忙忙碌碌的做人；我天天目睹驴辛辛苦苦过驴的日子。我们是彼此生活的旁观者。驴长了膘我比驴还高兴，我种地赔了本驴比我更垂头丧气；驴上坡陷泥潭时我会毫不犹豫将绳搭在肩上四蹄爬地做一回驴。

我觉得我和它们处在完全不同的时代。社会变革跟它们没一点关系，它们不参与，不打算改变自己；人变得越来越自私时，它们还是原先那副憨厚样子，甚至拒绝进化；它们是一群古老的东西，身体和心灵都留在远古。当人们抛弃一切进入现代，它们默默无闻伴前随后，保持着最质朴的品质。

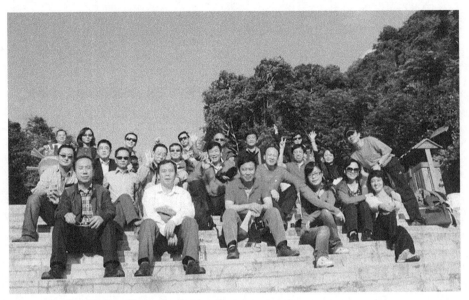

欢呼雀跃——感受大自然的恩赐（2011年，腾冲）

　　我们自身比不了驴，只好在身外下功夫。我们把房子装饰得富丽堂皇，床铺得柔软温暖。但这并不比驴睡在一地乱草上舒服。咋穿戴打扮我们也不如驴那身皮自然美丽，货真价实。

　　驴沉默寡言，偶尔一叫却惊天地泣鬼神。我这声音中偏偏缺乏这亢奋的驴鸣，这使我多年来一直默默无闻。常想驴若识字，我的诗歌呀散文呀就用不着往报刊社寄了。写好后交给驴，让它用激昂的大过任何一架高音喇叭的鸣叫向世界宣读，那该有多轰动！我一生都在做一件无声的事，无声的写作，无声的发表。我从不读出我的语言，读者也不会，那是一种更加无声的哑语。我的写作生涯因此变得异常寂静和不真实，仿佛一段无声的黑白梦境。我渴望我的声音中有朝一日爆炸出驴鸣，哪怕以沉默十年为代价换得一两句高亢鸣叫我也乐意。这誓言足见作者强烈的社会责任感。

　　　　　　　附1　驴其实也是通人性的。一次下乡途中，正当我们一
　　　　　　行人走在乡间小道时，迎面过来一辆驴车。只见赶车的老乡
　　　　　　吆喝着悠扬自得的小曲，伴随着驾驴有节奏的蹄声，一路小

跑而来。见我们这些城里人有些好奇地在打量，老乡于是非常友好地喊一声带"er"的口令，驾驴立即制动，彬彬有礼地停在我们面前。寒暄几句后老乡又重新踏上了征程。当我们一边走路一边回味刚才发生的一幕时，放眼望去，在远处田野一片郁郁葱葱之中，猛然间发现一只驴正在一棵核桃树下休息，极目远眺。由于刚才的那感人一幕，于是我们众人一起驻足与远处田野间的驴对视。这时，我情不自禁地说：都说叫驴可以驴鸣原野，您可以表现一下吗？话音刚落，不知是人与驴真的有感应还是什么的，原来平静的这只驴真的爆发出震撼山野的驴鸣，至少持续了几十下。面对此情此景，我们又有谁能说驴不通人性呢？

附2 刘亮程，甘肃人，非科班出身作家。黄土高坡的大风给了他天地灵气。当自惭形秽的资深文人嘲讽他"土"时，他自信地说：即使让我在一根木头旁呆上20年，我同样会知道世间的一切。散文有:《风改变了所有人的一生》《与虫共眠》《只有故土》《在一根木头旁成长》《城市牛哞》等。

读刘亮程散文感悟有三：

1. 创意需要逆向思维

人类喜欢主宰一切，面对芸芸众生我说了算。而刘亮程则把它们放到和人平等的地位去思考，给我们展示了一个诗意的、绽放着异彩的世界。在日常工作中，我们是否也可多一些逆向思维，创意性地去工作呢？

2. 质朴

刘亮程用朴实的语言描述朴实的现象，透过这些表象告诉读者一个哲理，人

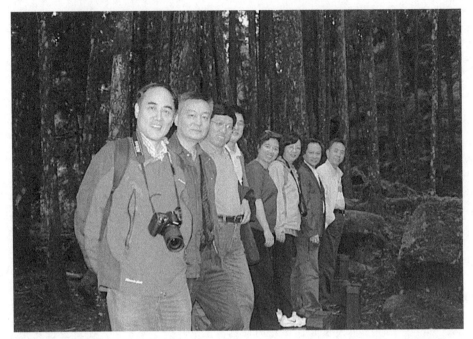

向前看——会场内外两个样（2011年，台湾）

类文明进步的基石仍然离不开质朴。读其文，品其味，漫步其中，故事的描述并无故作高深之嫌，相反处处折射出作者深厚的文学功底，足见其大雅的思想境界。在异化了的现代城市中，质朴的人格魅力仍是人与人之间信任的基石。

3. 共奏和谐乐章

人、兽相处需要沟通，如此才能和谐；人体内环境稳定需要各个系统之间的信号转接，以便各司其职，和谐运行；那么人与人之间呢？

我们同在的团队，集五湖四海之灵气，快乐的、和谐的工作是我们的意愿。我们几乎天天接触病友，医患之间有一种天然的依从感或归属感，高效、优质的沟通和工作是医患和谐的必然要求。我们要在各自的岗位上努力工作，和谐相处，为打造品牌科室和品牌医院赢得一片蓝天。

读同行著作

"以小见大，谈古论今，悟其精髓，造福人类"

——读王荣光《古今名人与耳鼻咽喉疾病》有感

2009 年 1 月 17 日

前不久，笔者收到解放军 301 医院王荣光教授寄来的新作:《古今名人与耳鼻咽喉疾病》，我如获至宝，连夜通读浏览了一遍。

业内人士都知道，王荣光教授是奇才:不仅专业做得棒，著作等身，而且业余爱好也非常人所能想象。不知从何时起，王教授开始了他那宏大的工程:考察名人古墓。所以，王教授每到一地，必先圈点当地的历史名人和他（她）们的"葬身"之处。这些年来，王教授踏遍祖国的山山水水，不辞劳苦，忘我工作，达到废寝忘食的程度，用"痴迷"来形容他对考察名人古墓的爱好已嫌不够。

记得有一次，王教授到上海参加全国鼻科会议，来沪之前，王教授便嘱咐我如方便请派车接他到浦东长江入海口附近的国民党军人张灵甫墓地参观。等到王教授考察完毕风尘仆仆赶到会场参加学术会议时，有同行开玩笑说:"泥腿子，登讲台。"因为王教授考察归来顾不得换装就进入状态了! 要知道他是带着满脚的泥土登上讲台的。

前不久在一次全国会议有幸再次见到王教授，我与他谈起学科发展和学术等问题，并邀请他方便时来山西讲课，您猜王教授怎么调侃我? 他说:"赵长青，你说吧，除了讲课，还去什么地方考察?"我脱口而出:"世界文化遗产——平遥古

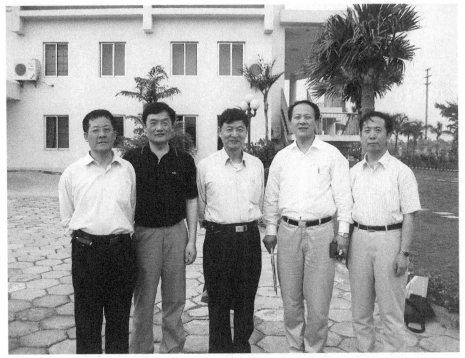

与知名鼻科学专家合影（左一为原著作者王荣光教授）

（2005年，北海）

城、著名佛教圣地五台山、黄河壶口瀑布等等"。这时，王教授说，"你说的对，但这都是些常人皆知的景点，我问你，貂蝉墓在哪里？李自成的部队打通山西哪个边关要塞才进入北京而一举攻下明朝都城的？这个守寨将军的墓在哪里？"如此等等，不一而足。一番谈话，使我感悟多多，今拜读王教授大作，确有"百闻不如一读"之感。

《古今名人与耳鼻咽喉疾病》全书近140页，16开，除"前言"、"作者自述"外，全书将相关内容分为耳鼻咽喉疾病、耳疾病、鼻疾病、咽喉疾病等四部分。本来非常枯燥无味的内容，在王教授的笔下，成了栩栩如生的故事。生老病死，人之四苦也，名人也不例外，故名人患耳鼻咽喉疾病也就不足为怪。但既是名人，自有超人之处，透过其所患疾病及其诊治过程，可以学习好多一般书本无法涉猎的东西，还可以追溯学科发展的轨迹，思考学科发展的方向，即所谓"以史为鉴"。

　　春秋五霸之一的晋文公，名重耳，就是我们熟知的"副耳"。王教授以副耳为贯穿全文的主线条，考证了该名的由来，追溯了晋文公的坎坷经历，由此联想到外科美容手术等，最后以作者亲手拍摄于山西晋南某地的晋文公墓结束全文。闲暇浏览，您会感觉一举多得：人文知识、历史变迁、人名与命运、医学进展，尽在眼前，足不出户，就知天下事！

　　几天前，《山西电视台》"健康时间"栏目邀请我作一期关于"打呼噜与健康"关系的科普讲座。我立刻想到了王老这本经典著作，于是仔细翻阅其中相关章节，您还别说，我真找到了，那就是著名的三国人物——张飞打呼噜直至身首异处，被手下割下头颅的故事；还有一个故事，就是著名画家——关山月因打鼾发展至睡眠呼吸暂停直至合并脑溢血不治而亡的事情。我把这些"素材"当做"道具"，在电视台上演了精彩的一场与观众交流医学科普知识的节目。大家肯定想不到，这里面还有王老的贡献呢。

　　书中许多内容非常精彩，继续介绍，恐有"误导"之嫌。还是那句话，"百闻不如一读"，您自己拜读吧，看看您的读后感会是什么样的呢？

第三篇

视角转换

记者采访之一

站在巨人肩膀上的中国名医赵长青

2011 年 3 月 20 日

您好，听众朋友，欢迎收听第 147 期山西新闻人物周刊。我是主持人华悦。

山西医科大学第二医院（以下简称"山西医大二院"）副院长、耳鼻咽喉科头颈外科主任、博士生导师赵长青教授最近被中国医师协会耳鼻咽喉头颈外科医师分会授予"中国耳鼻咽喉科医师名医奖"称号。

赵长青教授是山西省首批 6 名跨世纪学科带头人之一、首批"曙光人才工程"优秀青年医学专家，承担国家自然科学基金、国家科技支撑计划、山西省科技攻关等 20 多项课题；多次参与耳鼻咽喉科疾病全国标准的制定，临床上以高超的医术和良好的医德为无数患者解除了病痛。今天的节目里，我们随记者走近赵长青，感受他数十年如一日的心路历程。

【人物写真】

2010 年 8 月 24 号临近中午时分，结束短暂的下乡任务后，山医大二院副院长、耳鼻咽喉科头颈外科主任赵长青教授像往常一样，习惯地回到自己的办公室，

注：山西视听网 2011 年 3 月 19 日在山西人民广播电台第 147 期山西新闻人物周刊播送了采访笔者的内容。从形式上看是采访笔者一个人，但从内容上看这篇报道其实反映的是笔者从医工作以来接触到的方方面面的人和事。本期节目采写傅云峰、郭婧、付宇红。

打开电脑，开始上网检索医学资料。猛然间，电子信箱里的一行字让他的心砰砰直跳。上面写着：2010 年资助项目计划书邮件通知。莫非是自己的课题中标了？赵长青急速地浏览下去。

赵长青：打开邮件一查，国家自然科学基金委的邮件，题目大意是，祝贺你！课题获得资助了。这是个天大的好消息！我当天晚上就在个人网上发布了一条消息，题目就是"十月怀胎，一朝分娩"，副标题是写在获得国家自然科学基金资助之日。

赵长青教授还清晰地记得，上一次获得国家自然科学基金课题还是 8 年前，而这次的课题更是来之不易。这是一项涉及鼻过敏发病机制及改进临床治疗方法的探索性研究项目。而为了能拿到这个课题的国家资助，赵长青先是几年的构思，之后是遍访高手，然后就是动笔写作，再后来就是请教相关领域的所有他能联系上的专家、学者。

山西医科大学的牛侨教授曾经留学国外，有申报国家自然科学基金课题的丰富经验，赵长青先把初稿发给了他。南京大学的长江特聘学者何邵衡教授是专门从事肥大细胞研究的行家，赵长青把制作好的标书发给何教授。而当离规定的上缴标书日期没几天的时候，赵长青在学校就申报课题进行汇报时，在座的一位年青的学成归国女士向他提出了一条一针见血的意见，直击标书的薄弱之处。

可以说，能够第二次拿下国家全额资助课题，除了他自己数十年如一日地在耳鼻咽喉科领域孜孜求索的原因外，还和赵长青教授那种不耻下问、博采众长的治学精神密切相关。正是这两个因素推动赵长青从一名对耳鼻咽喉科知之甚少的年轻大夫成长为在这一领域多有建树的学术带头人，使他能够站在"巨人"的肩膀上，审视耳鼻咽喉领域的临床与科研工作。

而说起他和耳鼻咽喉专业的结缘，还得回到 20 世纪 80 年代。1983 年，毕业于原山西医学院的赵长青进入医院，从事耳鼻咽喉专业的临床实践工作。从进入医院工作的那一刻起，一贯谦虚好学的赵长青认真实践，虚心向前辈学习，没过多久就发现了其中的无穷魅力。

赵长青：我搞临床之前，对这个专业知之甚少。上大学时老师讲耳鼻咽喉，我其实也没有什么兴趣。耳鼻咽喉干什么，那个笔画就那么多，耳鼻这几个字，小学生常常都写不来，或常常写成错别字。但是毕业了，让你搞这个专业了，那就搞吧，干一行爱一行。入的这个门道来，发现其乐无穷，学问无穷，这里面有好多的问题。所以就开始学习了，在实践当中有大量的学问，大量的未知数，需要不断地钻研，不断地磨炼。

兴趣是最好的老师，自从迷恋上耳鼻咽喉这个未知领域后，年轻的赵长青迸发出了巨大的研究热情。为了弄清楚一个问题，他甚至利用周末时间，独自一个人坐火车颠簸近十多个小时到北京图书馆查阅资料。

在如饥似渴地学习研究耳鼻咽喉科知识的同时，赵长青还通过各种方式向省内外素昧平生的专家请教，而从这些各有专长的老前辈身上，赵长青不仅得到了真知，还领略到了严谨谦虚的治学态度。

为了探索治疗过敏性鼻炎除药物之外的另外一条途径，也就是后来的翼管神经切断术，赵长青写信求教于上海交通大学附属新华医院耳鼻咽喉头颈外科的刘运章教授，刘教授不仅及时回信，还把住宅电话告诉了他，以便随时联系。为了搞清楚鼻硬结症的病理图片，他求教于原武汉医学院病理教研室的武忠弼教授，武教授不辞辛劳，先后两次亲笔作了答复。

赵长青：原来的同济医学院，现在叫华中科技大学，武忠弼教授是全国病理学界第一把交椅，最权威的。我在20世纪80年代曾请教过他一个问题，当时我们遇到个患者，怀疑他患的是北方很少见的鼻硬结病。但是这个切片出来以后，诊断到底是不是这个病，我们就模棱两可了。我非常冒昧地给武教授寄去挂号信，然后把图片也寄去了。老教授说你这个图片不典型，你再给我寄一张好的，我就又寄了两张，再附上说明。然后老教授又给我寄回来，在照片上打了一个箭头说，图当中这个细胞就叫做 Mikulicz 细胞，是以外国人的名字命名的，如果能找到 Mikulicz 细

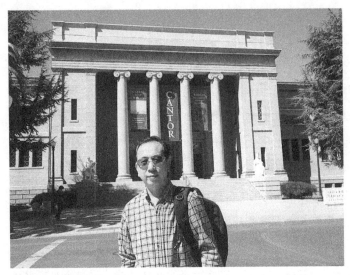

参观美国斯坦福大学艺术馆

（2013年，美国）

胞，说明这个病就是鼻硬结病。这给我印象非常深，我与武教授素未谋面，他却给我写了那么多回信。

1986年，在山西耳鼻咽喉领域已经小有成就的赵长青以优异的成绩考入山西医科大学攻读硕士学位研究生。在山西医科大学，有众多在国内甚至国际医学领域多有建树的医学专家，他们虽然不全都给赵长青代课，但只要遇到相关领域的难题，赵长青都会当面请教或者通过写信书面求教。生理学专家乔健天和细胞学专家何泽涌就是他们中的代表。

赵长青：我们医科大学有位何泽勇教授，非常有学问。我在20世纪90年代初的全国中青年耳鼻咽喉会议应邀发言，会议给我指定了一个题目，就是呼吸道鼻窦炎发病当中纤毛功能异常的探讨。人体的呼吸道最表面的那层叫黏膜，黏膜细胞表面有一层结构叫做纤毛，它的功能像是清道夫，就是向一个方向摆动，不停地把脏东西、颗粒物等等排出去。那么纤毛功能研究是我刚刚接触的课题，不懂。看了些资料，遇到了问题，就给我们的何教授写了一封信。虽然是在医科大学，但是我觉得三言两语说不清，也不礼貌，我就写了封信发去。何教授的回信有两页半，有文字又有图，都是自己写的，而且不是一次写成的。有拿铅笔的，有拿彩色笔画的

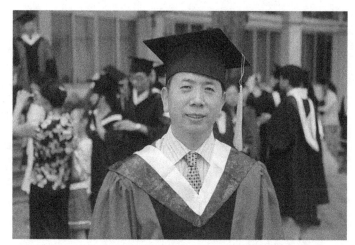

身着博导服（2008年，太原）

图，非常的细致。

1992年，赵长青从山西医科大学考入原湖南医科大学攻读耳鼻咽喉科博士学位。在这里，他有幸经常聆听到了多位在国内医学领域"大师"级教授们的教诲，亲眼目睹了他（她）们创造性的工作。让他印象最为深刻的是陶正德教授的博学、专一，肖健云教授的诲人不倦，以及赵素萍教授的严谨、干练。

在他担任总住院医生的一天，为患者做乳突根治手术的赵长青刚打算为患者进行乳突轮廓化。猛然间，他发现导师肖健云教授已经站到了自己身后。

赵长青：有一天，我就在那做乳突手术。在显微镜下操作，一手拿的吸引器，一手拿的电钻。我们导师就在旁边，我不知道他多会过来的。他就说："小赵，这个乳突手术要做到轮廓化，你知道这个轮廓最终是个什么形状？"他的一句话就点到了要害。是呀！最终的结局是个什么样子？当时我说："不知道呀！"导师就说，电钻磨除最终的轮廓是要和老百姓说的肾脏一样，也就是类似肾脏那样的弯月形，这么一个形状。达到这个了，就说明你手术做好了，病灶也清除彻底了，同时也不会磨到脑子里去。他就这么一句话，一个问题，多少年以后我都是印象深刻的。

1995年，学成归来的赵长青在山西医科大学第二医院大展身手。他在省内较早引进并开展了鼻内镜手术，开展各种鼻腔、鼻窦、鼻眼及鼻颅相关外科手术，使我省的鼻窦外科手术技术与国际接轨，也使山西医大二院耳鼻咽喉科从一个业务量全院较少的科室，一下子提升到占全院门诊量排名前五位以上的重要科室。当时全科仅有20多张床位，但常常有30多位病人住在别的科里请他看病。而赵长青的高超医术不仅体现在对前沿治疗理念和技术的继承和发扬，更重要地表现在他不迷信书本，敢于尝试，大胆创新。

赵长青：我们有一年遇到这么一个病人，突然来了就是中耳炎眩晕呀。以前我们仅仅是在文献上看到中耳炎眩晕，可以合并颅内并发症。我们切开乳突之后，一包脓就出来了。但是在手术快做完了的时候，发现乳突和脑子相连的部位，正常人有骨质的，而这位患者一压就是活动的，并且还随着脑脊液的波动在波动。我们拿消毒的针穿进去，一下穿出一大包脓来。后来这个患者得救了，康复的非常好。这就说明一个什么问题，这个中耳乳突炎可以引发颅内的并发症，但是你要仅仅停留在书本的理论知识上，不去实践它，永远体会不到治疗那个病真正需要的方法，这就是事物的真谛。

1998年，赵长青受国家留学基金委公派，赴美国加州大学医学院深造，获得了博士后证书。回国后，先后参与撰写了全国高校教材《耳鼻咽喉头颈外科学》（第5版到第8版），修订了全国部分疾病的诊断和疗效评定标准。他还在国内外杂志发表学术论文160余篇，多次在全国性学术会议上做专题发言。

2003年，赵长青从全国数万名申请者中脱颖而出，获得了国家自然科学基金资助，也是当年医院获得此项国家级课题资助的三位专家之一，实现了山西医大二院零的突破。随后的几年时间里，他先后承担了10多项科研任务，手头上经常有国家自然科学基金项目、归国人员课题以及省级攻关课题数十项。

赵长青：我应邀参加了中华医学会组织的我们国家变应性鼻炎诊疗标准的起草。紧接的就是关于小儿变应性鼻炎的起草。这之后第三部又出来了，非变应性鼻炎的诊疗标准，就是也是打喷嚏，鼻子痒，但是他检查下来不是过敏性的，是非过敏性的。我就连续参加了三个国家疾病标准的讨论、起草或制定。

2010年2月8日，大学生王某在她的日记本里记下了这样一段话："六年灵魂，一朝解脱。平静地坐在书桌旁的我，把抽屉里积压的所有病例小册整理好时，发现它们已经能够堆砌成足足一本名著般厚度了，上面记载的是我六年艰苦寻医的酸楚……而所有这些苦难的结束都因为遇到了赵叔叔您！真的非常谢谢您！"原来，早在上初中时，王某就因为不明原因出现持续性头痛症状。从那以后，她一边坚持上学，一边寻访名医治病，足迹踏遍了大江南北，但始终找不到病因。到2010年上大学后，她的顽固性头痛越来越重，几乎无法继续上学。当准备休学的王某抱着试一试的态度找到赵长青后，仅一天时间，赵长青就为她找到了病因———比较少见的茎突综合征。最终，经过手术，患者头痛彻底消失，重返学校。

赵长青：做临床大夫，需要有个辩证的思维头脑。所以说，现在有一种观念，不出事的医生是不是好医生？但是总出事也不对的。从哲学的角度讲，一辈子就在这个小圈子里兜，他一般都不会出事的，但是迈不出这个圈子的话，就不会有大的成就。所以医学要不断地发展，从我们医生思维的角度来说，总在一圈子里不行，一定要跨越。跨越不但需要一种技术的支撑、知识的支撑，还需要人格的魄力。

2000年的一天，一名儿童不慎将瓜子卡到了气管中，送到医院时已经面色发黑，孩子的妈妈、爸爸、爷爷、奶奶跪在手术室门口，请求赵长青救救孩子。

赵长青：我们进去抢救的时候，要签同意书。我说这个来不及写了，但是有话在先，能治得了病，气管异物能取出来，但是不见得能救了命。为什么？因为当时小孩来的时候已经奄奄一息了，孩子很小，一岁多，由气管异物堵塞造成的整个呼吸系统的衰竭，恐怕难以矫正。

用最短时间，赵长青带领他的团队将异物从孩子气管中取出，并送到省儿童医院继续抢救，但由于孩子呼吸及循环系统衰竭时间过长，最终还是没能抢救过来。几天后，失去孩子的家属来医院要求赔偿。

赵长青：后来我去跟家属讲，虽然你们失去孩子，你们痛心，但我也很痛心，我也是做家长的，我也有孩子。但是发生这样的事情要搞清楚是医方的原因还是病人自身的疾病所致，不能不分青红皂白一概认为丢掉性命了，就不再感激医院的抢救，反过来投诉，那以后谁还敢做医生？！后来那家长想通了道理，没有就此纠缠。

尽管医术高明，但在27年的从医生涯中，赵长青也免不了会遇到不明事理的患者家属的纠缠甚至责难。但无论受到什么样的误会和委屈，赵长青总会心平气和地用浅显易懂的语言与他们沟通交流，晓之以理，动之以情。最终化干戈为玉帛，实现医患关系的和谐。

2009年11月的一天，在北京开会的赵长青路过一家医院时，看到门诊布告栏有一则关于肿瘤讲座的消息，随即就悄悄地走进了会场，在墙角找了一个空位子津津有味地听了起来。直到讲座结束时，主办方的一位负责人才发现了人群中的赵长青。他惊讶地问道："赵主任，这种针对主治医师的讲座您还听什么。"赵长青摇了摇头说："我侧重搞耳鼻咽喉，但近年来头颈肿瘤进展很快，我必须尽快补上这一课，当医生，光知道自己原有的那么点儿专业知识怎么够。"

赵长青：我到现在还和初中的老师、高中的老师有联系，他们不单是因为看病来找我，我有时候写文章请他们改。就是我们发表一些文章，比如说科普性的文章，我说老师您帮我把把关。他说，你都当教授了，还让我改。我说，那不一样，我搞这个临床专业算是比较在行，但不见得我语文水平怎么高。

不但向同行和少年时的老师虚心请教，已经成为国内耳鼻咽喉领域专家的赵长青还向其他领域的名家虚心学习。他读完刘亮程的散文后，写下了创意的三条感悟：创意需要逆向思维，需要质朴、和谐的精神。他写道，人类喜欢主宰一切，面对芸芸众生，我说了算。而刘亮程则把它们放到和人平等的地位去思考。在日常工作中，我们是否也可多一些逆向思维，创意性地去工作呢？

2011年农历除夕，赵长青在办公室突发奇想，利用难得的长假，他动笔写起了新的课题。

赵长青：大年三十突发奇想，坐在这里开始构思，对着电脑边想边写，然后回去看春晚，看完之后从初一开始，天天在办公室干，干到凌晨的一两点钟。我们的护士医生都大吃一惊说："从哪钻出来的你！"我说，"我一直在这里呀，除了吃饭就跑来了，一直干到初三、初四的下午两点钟才回去。"我写到什么程度，写的头晕恶心。它这个思路啊，全部已经付诸文字的形式表达以后，自己还觉得不满意，但是短暂的几天之后，新的思路又会不断地涌现出来，再不断地完善。

就在接受采访的前一个周末，利用难得的一点闲暇，赵长青教授在办公室整理近十年来的学习工作资料。不经意间，他曾经请教过的医学前辈们的一封封回信跃入眼帘。随手翻出几封，细细读来，慢慢品味，往昔"交流"的情景历历在目。

赵长青说，任何科学的进步，哪怕是一丁点儿前进，也都是源于科学家在巨人肩膀上的"一小步"。但如何才能站在巨人的肩膀上，其中除了个人的机遇和个别的巧合外，更多的恐怕是一种虚心好问、博采众长的治学精神。只有这样，才能够站得高，看得远，干出一番大事业。

（傅云峰、郭婧、付宇红）

记者采访之二

一位留美归国博士的热血情怀

2007 年 8 月 30 日

一苇 王志海

谁要想出国远游，谁就得先把祖国的山山水水装在心里。

——（英国）托·富勒

引子

2000 年 1 月 30 日，大洋彼岸的美国旧金山机场，默默地注视着一位年轻的中国男子。这是一个极为普通的日子，但在他心里却刻骨难忘，因为他将告别这个世界上的头号发达国家，回到祖国的怀抱，报效家乡人民。

此刻，他热血沸腾，掩饰不住胸中涌动的激情，最后望了一眼他已非常熟悉的这里的一草一木，毅然踏上了飞往首都北京的班机。

他就是留美归国博士后、山西医科大学第二医院耳鼻咽喉科主任、主任医师、教授赵长青。

38 岁学成回国，正是报效祖国的黄金年龄。

想起自己走过的人生之路，他感到鼻子阵阵发酸，说不清是对美国高科技的向往还是对祖国和家乡的眷恋。从医学学士、硕士、博士到博士后，一个穷苦人家的子弟能够顺利地走完这段令人艳羡的辉煌旅程，其中有他个人的努力拼搏和奋斗，但更多的是国家的辛勤培养。这一点他始终不能忘怀。

发愤苦读，立下宏愿

赵长青出生在三年困难时期的 1961 年，这样一个特殊的年代，更让他能感受到"祖国"二字的分量。

他很小的时候父亲就去世了，是母亲含辛茹苦地一手把他拉扯大。这段时期在赵长青幼小的心里留下了难以磨灭的印记，以至读书后，他才对母亲——祖国——母亲有了深切的体会和了解。所以对他来说，能有今天的成就，不报效祖国就会愧对家乡父老。

1978 年，驱散阴霾后的伟大祖国迎来了春天，中断了 10 年之久的高考制度恢复了，赵长青报答母亲养育之恩的最好方式就是以优异的成绩考入了山西医科大学（原山西医学院）医疗系。5 年的寒窗之苦，让他焕发出超越常人的奋斗意志，也让他在"医无止境"的海洋里常常感到"第一饥饿就是无知"。

医学学士生涯结束后，他被分配从事耳鼻咽喉科的临床工作，但让他立志在耳鼻咽喉科有一番作为的是一位德高望重的老医生，是她成为赵长青人生路上的"指路明灯"。这位老医生在日本人占领太原期间就从事耳鼻咽喉科工作，她看到赵长青好学习、肯钻研，便鼓励他继续深造。从此，赵长青的人生词典里又刻下了这样的铿锵话语："雄心壮志是茫茫黑夜中的北斗星"。

1986 年，他考取了山西医科大学的硕士研究生。他边工作边学习，始终没有放松自己。1992 年，他又考取了原湖南医科大学的博士研究生。

滴滴汗水，步步艰辛。一个穷苦人家的子弟凭着自己坚忍不拔的顽强毅力，终于登上了大学学历的巅峰，成为一名可以大展宏图、更好地为患者服务的博士。

职责所在，虽苦犹甜

从踏入山西医大二院那天起，赵长青就把自己的心与患者紧紧地连在了一起。

山西医大二院是山西省综合实力较强的最大医院之一。在这样一所综合性的

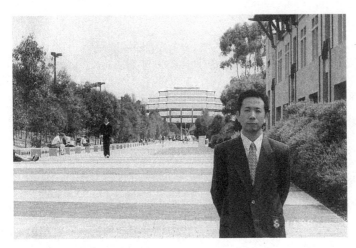

笔者在风光秀丽的美国加州大学圣迭戈分校
图书馆前留影（1999 年，美国）

大医院里，他非常明白自己的神圣职责。在医院党政领导的大力支持下，他大胆开拓，认真处理好行政与业务的关系，注重树立耳鼻咽喉科的品牌形象。因为他明白，树立耳鼻咽喉科的形象，也是树立山西医大二院的形象，二者密不可分。正因如此，赵长青心中的那份神圣职责使他把患者的生命看得高于一切。

鼻内镜手术是鼻科学领域具有突破性的技术创新之一，被誉为"耳鼻咽喉科的一场革命"，已风靡全球。但是，此类手术的难度和风险很大，要求手术医生必须非常熟悉局部解剖，并具有常规鼻科手术的经验。尽管风险大，但鼻内镜手术已成为世界潮流。山西医大二院耳鼻咽喉科自 20 世纪 90 年代初在全省率先开展此类手术以来，赵长青亲自主刀做了几十例全部成功，这得益于他渊博的医学知识和丰富的临床经验。他为山西医大二院赢得了声誉，有许多患者慕名来到山西医大二院耳鼻咽喉科，原来是一些患者用自己的真实经历又告诉了其他患者。

有多少次工作劳累一天后又半夜赶来抢救病人的经历，赵长青也记不清了，用他自己的话说："职责所在，虽苦犹甜"。最难忘的是 1997 年春节，放假 7 天，他却天天在医院里抢救患者，亲手完成全麻气管异物取出手术 9 例，完成局部麻醉食管异物取出手术 3 例。万家灯火的传统节日，别人沉浸在喜庆欢乐的气氛中，他却在默默的无影灯下抢救一个个危急的患者。十几年来，这样的情景太多太多。而这对于赵长青来说，又何尝不是他报效家乡人民的一种无私奉献呢？因为他用所学的知识为患者解除了痛苦。

学术研究，成就斐然

在临床救治患者的同时，赵长青始终没有放弃学术研究，他明白时代的发展赋予一个临床医生的神圣职责是：不仅要求他会看病、做手术，更要会搞研究。

1989 年，赵长青在导师吴润身教授的指导下，发表了第一篇论文。此后的十年间，他"一发而不可收拾"，先后在省级和国家级刊物上发表学术论文近 50 篇，发表的范围从本专业权威的《中华耳鼻咽喉头颈外科杂志》）拓展到全国权威的《中华医学杂志》等。近 50 篇高水准的学术研究论文成为赵长青报效祖国的最好写照，这样的高产量出自一位年仅三十几岁的青年学者之手实为罕见。

在老师的指导和个人的努力下，他先后申报并获得了 6 项省级课题，其中有两项获得科技成果奖。令人难以想象的是，枯燥无味的研究课题在他眼里居然成了竞相开放的绚丽奇葩。1989 年，他在导师吴润身教授的指导下，完成了"幼儿庆大霉素耳中毒与年龄的关系"的研究，在国内首次提出了 0～4 岁为药物性耳中毒易感期的理论；1991 年，在吴润身教授的指导下，他及时发现了一名在国内外都十分罕见的"非对称性遗传性感音神经性耳聋"患者，引起了复旦大学遗传学国家重点实验室的高度重视；1995 年，他的"鼻黏膜调节肽的分布及其与鼻超敏的关系"的研究成果披露后，引起医学界的极大反响，为此他荣获原湖南医科大学科技奖，还应邀在该校学报上两次撰文介绍其科研及学习体会……成如容易却艰辛。由于他默默无闻地付出，准备工作充分，他几乎每次申报课题、投科研标书都能中标，这在别人眼里似乎成了未解的"谜"。一位资深教授曾私下对他说："你的科研标书是我审阅过的最好的几份标书之一。"

寒来暑往，艰辛的付出终有丰厚的回报。1995 年，赵长青被破格评为副教授；1998 年，又被破格评为教授，成为山西医科大学最年轻的教授之一。他还被聘为《中国耳鼻咽喉颅底外科杂志》以及《国外医学·耳鼻咽喉学科分册》的编委。1992年，他被评为"山西省优秀青年科技工作者"；1996年，他被评为山西省第一批"医学学科带头人"；1998年，他被评为"山西省青年医卫专家"。作为硕士研究生导师，赵长青还招收了4名研究生，其中3名已毕业留校工作。

大洋彼岸，再谱新篇

1998年8月，已取得不小成就的赵长青又被国家教育部公派到美国加州大学医学院留学深造。

远涉异国他乡，他无暇饱览秀丽的风光和迷人的景色，全身心投入的是如何学到世界上最先进的医疗技术。留学期间，东西方文化的差异、观念的迥异、思维方式的碰撞，始终未能泯灭他那颗爱国的赤子之心。当他手捧美国加州大学医学院授予的博士后证书时，他感觉心里沉甸甸的。他感激这个机会，但他更感念身后的祖国，他心里萦绕的是"一寸赤心惟报国"。"美国虽好，但不适合我；家乡虽落后，但更需要我。"朴实的话语道出了一位游子的热血情怀。

当美国导师深情地挽留他时，他动情地说："I love my motherland（我眷恋我的祖国）。"他又一次以实际行动验证了他的报国之举，也诠释了他矢志不渝的人生追求。

2000年12月的一天，踌躇满志的赵长青又喜获佳音：他被全国高等医药教材建设研究会聘任为高等医药院校五年制临床医学专业教材《耳鼻咽喉科学》（第5版）编委。他是山西及西北地区唯一一位入选者，将担任其中鼻科学部分章节约4万多字的编写任务。

他又一次为山西医大二院争了光，为山西争了光，不愧为"三晋骄子"。

附件 2-2

100031　北京市复兴门内大街 160 号　传真：010-66413281/66413198

出国留学申请　　　　　　　　　(2-2)

| 被推荐人姓名： | 赵长青 | 现工作单位： | 山西医科大学附二院 耳鼻咽喉科 |

请说明您与被推荐人在学术、研究或工作方面的关系：

由于我们从事研究的课题及领域相同的—鼻变态反应，业务上接触比较多，相关学术交流从不间断，她是我的同行，许多病种和理论探索等。现在我专业上二流学术权威并成举评审等。

推荐意见：(内容应包括被推荐人的学术水平、工作能力、自身素质、行为表现、出国进修的必要性、出国留学计划完成的可行性等)

赵教授有强的工作能力和饱满的工作精力，且具有高的学术水平和良好的医德医风，临床工作从解决各种疑难问题，注意到种民培养，在医疗、科研制度的作出成果。临床方面坚跟国内外学术进展，开展鼻眼、鼻咽相关数病的口内镜手术，取得良好的治疗效果。

赵具有良的科研素质和科研能力，多年来从事鼻变态反应中神经免疫质的系列研究，第一次中华耳鼻咽喉科学会选行大会发言及论文交流研究。通过神经免疫质有独创之见，认为不仅由神经细胞，神经生长因子释放神经肽，变态鼻炎粘中肥大细胞、T细胞、嗜酸性粒细胞、肥大细胞也是释放神经组胞有关神经肽，特别是SP和CGRP，以作进一步被"揭示"

| 推荐人签名： | 顾之燕 |
| 日期： | 2003 年 2 月 19 日 |

推荐人简况：姓名：顾之燕　专业技术职称/行政职务：教授、博导/第4-6届中华耳鼻咽喉科杂志第5-6届中华医学会ENT学会副主任委员

工作单位：中华医学会　　　联系电话：(010) 65773369 (O)
　　　　　　　　　　　　　　　　　　　　　　6442 8193 (H)

(注：推荐人须具有正高级专业技术职称)

左侧文字：她念完硕士，在攻读硕士、博士将制定在国内进行博士研究的严紧的科研基础。具有进一步到国外学入研究课题的机会，英语水平高，到国外语言交流没有障碍，我们有出海里绝望到教授，相信不负到望美今出国留学，获期的期望。

说明：本推荐信原件须由推荐专家本人亲笔填写，不得打印，并复印五份，经推荐专家同意后随同《出国留学申请表》一并报送，或由推荐专家在《选拔简章》规定的报名截止日期前直接寄送指定的国家出国留学基金申请受理机构(通讯地址请查有关资讯)。

12

著名鼻过敏专家顾之燕教授的亲笔推荐信

患者日记

六年灵魂　一朝解脱

2010 年 2 月 8 日

　　平静地坐在书桌旁的我，把抽屉里积压的所有病例小册整理好时，发现它们已经能够堆砌成足足一本名著般厚度的书了，而上面，记载的是我六年艰苦寻医的酸楚……不经意间，泪水滑下，长叹一声，无奈得去想这剥削我快乐健康的罪魁。

　　记忆，一下子拉回了"非典"的那个假期。这个假期之前，我是身兼班长、学习好、演讲、朗诵、歌唱比赛样样得奖的耀眼星座。老师教导自己，红花还需绿叶配，要多多帮助身边的同学。假期之后，我，却换了一个人……

　　头晕，说话疼，眼睛疼。心烦，课堂上，我开始头脑模糊，积极发言离我渐行渐远。一切，都在上帝的手指尖微妙地玩弄。于是，我的命运啊，就这样与正常轨迹日偏月离！

　　中考，顺利被重点高中录取，紧接着，高中生活苦不堪言。病痛，像一把刀子，在生活大树的树皮上一道一道地刻下去。不知道何时才是尽头！

　　家人没有坐视不管。爸爸工作之余，拖着他那疲惫的身子，去陪我一次又一次地看医生，所有能想得到的医生。拍 X 片，做 CT，抓中药，做微波小手术，

　　注：以下"患者日记"是一位茎突综合征病人手术后发来的信，以日记形式记录。内容简洁明了，字里行间透露着真情实感。经患者同意辑录于此。

保健品，土方子，都用过了。真的，不管用啊。到后来，爸爸厌恶了我那种被他称作是东亚病夫的状态。我知道，我不能再赖着他们了。高考，我拼尽全身力气，从应届高二直接晋升复习班，基础薄，狠狠学习，狠狠做题和背书。然而，我还是高考失败，梦想破碎。我，醉了。大街上疯着哭，大声哭。我说是自己对不起精心编织的梦想，是我亲手掐灭了它……

上大学了，一遍一遍地问着自己什么时候自己能回到正常状态，逃脱噩梦啊？！我还是得继续试！我得解释这一切！除了上课学习，便是跑遍我就读学校所在地大大小小的中医铺子。苦口中药并不是什么良药！对医生，绝望了！

夜晚，两三点还是无法入眠，在脑子里旋转着几句话：

要想把不可能的事变成可能的事，只有在大胆的、不间断的进步当中才能得以实现。

唯有在努力才能拯救你自己！

——歌德

于是，我想起了叔叔您。高二时，去山西医科大学第二医院就诊偶尔看到了您的名字，和父亲一样，78级本科生。那是个火热的时代。对知识的如饥似渴的代名词，从小听惯了的父亲讲他们为梦想挥汗洒雨，敬佩感油然而生。然后，我鼓起勇气，把信任寄托给您，冒昧地写信给您。含着泪把那薄薄两页的信修改了整整5遍。就像是，我跪在医生脚下，歇斯底里地苦苦求着，让他救救我。

意外的是，您回复了我。确实，您是一位负责的医生。感激之情从心而生。

2009年11月4日，我背着书包直奔太原；11月5日，病因终于被检查出来了。

11月5日的日记上，我写下这一句话：子天，你被泪水淹没了六年的灵魂，终于，照到阳光了……

随即，一切，顺理成章。

当被推出手术室大门的时候，我清醒地告诉自己，终于自由了！

叔叔，真的，谢谢您！

附1：此例手术采用经鼻腔气管插管内镜下经口腔腭扁桃体窝径路，分别切除两侧过长的茎突约2.0厘米。术后恢复顺利，第3天出院。该病友于手术后半年，即2010年7月21日，再次复查，经CT三维重建（3D）证实，双侧茎突分别为2.61及2.67，已属正常范围。该病友除左侧颈部偶感不适外，其余一切均已恢复正常，可以说她现在是一个体格心理健全的人了！

附2：茎突过长临床相对比较少见，如有手术适应证应该手术治疗。该病友曾经因为茎突过长长期得不到确诊，心理精神负担过重，使工作生活受到影响。并曾一度被认为是精神障碍，连父母及周围的人都这么认为。要不是此次的确诊及之后的手术，还不知道该病友要背多长时间的"黑锅"呢！

（薛晓鹊）

第四篇

手术之余

编教材

书香醉我何须花

——写在参编第 8 版《耳鼻咽喉头颈外科学》教材之际

2012 年 4 月 2 日

　　题外话：对事物的了解，知道是一回事，把知道的内容表达出来又是一回事；随意表达和精准表述有着质的区别。基于实践的临床医学是理论与实践完美结合的产物，其中的许多"经典"源于实践但又高于实践。教材是历史的积累和时代的进步共同作用的产物。编写教材是光荣的使命，神圣的职责和拓展的舞台。就编写者本人而言，仅仅写作本身就是一种历练和提高。

　　有点儿意外、又是预料之中地接到了人民卫生出版社委托主编单位打来的长途电话及随后发来的电子邮件，证实本人已经入选第 8 版全国高等医学院校统编教材《耳鼻咽喉头颈外科学》编委。当我喜出望外地赶赴长沙参加第一次编写工作会议回来之后，慢慢回味，许多事情像投影仪上的幻灯片一样，一幕幕地展现在面前……

　　我是从第 5 版教材开始进入编委行列的，算是当年入选该教材编委中年龄较小者。靠着前辈的赏识、关心与指导，经过与同道们共同的努力，顺利完成了从第 5 版到第 7 版的编写任务。

　　编委队伍中大都是专业中的"明星"级人物，他（她）们的精彩发言和深思熟虑的表述，无不对教材的"成长"发挥着巨大作用。有的编委比较婉转，有的则比较直截了当，但无论哪种形式，都只有一个目的：推陈出新，编写出最具有代表性和权威性的教科书！

编写教材历来被认为是具有里程碑意义的事件，这倒不仅仅因为是其中的荣誉，更多的是通过参加编写在学术水平上向前迈进一大步。例如我负责的鼻科学中有关鼻腔鼻窦解剖的内容，由于涉及之后的鼻内镜手术等相关内容，每一次的再版，都有新内容的跟进。由于是教材，所以"入选"内容必须经得起推敲，也正因为如此才被称之为"经典"。

我没有忘记为了搜集配套的图片而遍寻高人最终得到精美图片时的喜悦，当然首先要感谢那些提供照片的专家，比如广州的一位教授，也没有忘记为了保证教材质量默默校对稿件的研究生刘玲女士（目前已在国外深造）和其他的研究生及科室同道们，当然也没有忘记我就职的单位为教材定稿会提供的便利，还有许许多多做"后台"支持服务的女士们和先生们，是大家共同的努力使我如期完成任务，也为塑造这样一本精品图书做出了贡献。

《四书五经》中的"大学"篇，提到"致知在格物"，即获得知识的方法在于穷究事物的原理，于是"物格而后知至"，即搞清楚了，知识就丰富了。编写教材尤其需要这样一种精神。

几天前的一个下午，临近下班时分，当我手捧教材，专心致志地研读时，一位准备复试的研究生怦怦地敲门然后径直而入，可能是发现我的思想几乎完全停留在另外一个世界，以至于这位来客有点抱歉地说，没想到老师还这样聚精会神地读书。一句话把我"惊"醒，回到了眼前的世界。

从学生到老师，从教书到编书，其中的心路历程，恐怕没有经历者难以体会其中的艰难苦涩与甘甜喜悦。与书为伴，从书本中吸取营养，在临床实践中进行理论与实践的"完美组合"，使自己在成长的同时也使广大的受众（学生）获益，这，就是我的追求。在此衷心地祝愿第8版教材如期出版，再一次接受读者的考评。

全国高等医药教材建设研究会

关于召开全国高等学校第八轮五年制本科临床医学专业规划教材
《耳鼻咽喉头颈外科学》（第8版）编写会的通知

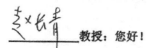　教授：您好！

经全国高等医药院校教材建设研究会、人民卫生出版社及主编共同研究决定，聘请您为全国高等学校第八轮五年制本科临床医学专业规划教材《耳鼻咽喉头颈外科学》（第8版）的编委，并定于2012年3月30～4月1日于湖南长沙召开编写会。会议重要，特邀请您拨冗出席，感谢您对教材工作的支持。现将会议具体事宜通知如下：

一、会议时间

2012年3月30日（周五）报到，30日晚上召开预备会。
3月31日（周日）8：30～18：00全体编委参加编写会。
4月1日（周一）离会。

二、会议地点
湖南长沙金鹰影视文化城内．圣爵菲斯大酒店

三、会议内容

1. 统一编写思想，明确编写要求。
2. 详细讨论并确定《耳鼻咽喉头颈外科学》第8版教材及教辅的编写大纲。
3. 落实具体的编写任务、明确编写进度及交稿时间。

四、参会人员

1. 主编、副主编、全体编委委员、秘书
2. 人民卫生出版社责任编辑
3. 主编单位领导

医师协会鼻科组副组长及其他

一

耕耘收获与责任
——有感于医师协会换届改选

2014 年 7 月 1 日

在不久前（2014 年）北京召开的一次中国耳鼻咽喉科医师协会换届改选会议上，经过大会事先征求意见、同行推荐和医师协会研究，最终形成了新一届医师协会会长、副会长、常务理事和理事名单。本人荣幸连任常务理事。另外在同日召开的另外一次会议上，本人被协会会长、中国工程院院士韩德民教授提名并最终确认为中国耳鼻咽喉科医师协会鼻科组副组长。这是同道们对本人工作的认可、鼓励与支持，本人在此表示感谢。

作为一名医师，我追求的是医者仁心和学术至上的理念，故此，当选该两个职务，应该说是多年辛勤耕耘的结果，当然更是一份责任——为不断完善自我还需百倍的努力，为推动学术和临床还需更加谦虚地学习、学习、再学习。

外科医生多热衷手术，但如果能在工作之余参与一些学术活动，一是可以陶冶情操，二是可以不断进步，三是可以广结"盟友"。如果说这么些年，在工作中取得了一点儿成绩，那也是同道们关心厚爱的结果。

耳鼻咽喉科是一个人才济济的团队。我参加工作30余年来，在不同的场合结识了同道们当中的许多英杰。他们不论年龄性别甚至地域，都有一个共同点，那就是聪明绝顶，多才多艺，硕果累累。大约20年前当我看到导师能用英语与老外很随意的口头交流时，我是多么的羡慕。当我参加学术会议有机会聆听大师们的高谈阔论时，我内心又是多么的向往。当我读到一个精彩的片段时，恨不得马上将其"刻"入大脑。记得有一年在一次全国会议上，来自上海复旦大学眼耳鼻咽喉科医院的王鹏万老教授有感而作，挥毫泼墨现场绘就一幅巨型梅花赞时，伴随着全场雷鸣般的掌声，我对科学的向往和追求又一次被推到了巅峰。正是耳濡目染这些精英们的风采，我才有了今日一点点的进步。

勤于笔耕才能有所收获

我一直认为，作为一名向往和崇尚科学的临床工作者，既要热心临床工作又要勤于笔耕，既要关注专业论文也要投身科学普及，只有如此，才能锻造出合格的科学家。这些年来，我在临床工作之余，自己动笔撰写并发表了一部分科普作品，有的还获得了科普奖。记得大约20年前，我以"吞噬细胞的自述"为题，围绕人体固有免疫与健康的关系，深入浅出地写了一篇科普作品，投稿后很快发表，还获得了年度某报刊一等奖。之后，我自己或与研究生合作陆续在国家《健康报》等发表了有关疾病与健康关系的科普文章，如"望鼻知病"，"闻声辨病"等，这些文章对普及科学知识起到积极的作用。事实上科普作品从构思到写作再到发表需要一个过程，其难度丝毫不亚于研究论文。中国耳鼻咽喉科医师协会主办的一本杂志经常以大家喜闻乐见的形式刊登各种体裁的文章，深受欢迎。我曾经以"观摩也是学习"为题把参观手术的体会，结合学习心得，写出来投稿并发表在该杂志。为了赶写这篇在一般人看来无足轻重或根本登不了大雅之堂的稿件，我查阅了相关的研究文献，动手比较了标本，回放了当时的手术录像，在此基础上才完成了这篇稿件。发表后，国内许多同道都以不同方式表示了认可。其实，发表文章又何必一定是论文呢？

扎根临床一线一定会"源于临床又高于临床"

医师协会是医师之家，其宗旨之一是团结同道，互相学习与借鉴，更好地为患者服务。作为一名临床医师，如何能在临床工作的基础上，不断提炼出问题导向的建议，假设或理论，是衡量一名医师综合素质的重要标志之一。这些年来，我在老师们的指导下，自己或与研究生一起，提出并实施了系列的课题，从中获得了思想上的"进步"，临床上的飞跃。比如基于变应性鼻炎的发病率高但治疗效果欠佳的实际情况，提出就地取材，改造训导自身的免疫细胞，使其改邪归正，不再"积极"参与原本属于病理状态的反应，借此减低临床反应的级别，改善患者症状。基于这样一个思路的课题获得了从国家到省部级的多个项目的资助，论文发表于国内外核心期刊。由此足见，停留在临床层面讨论问题还远远不够，必须基于临床，跳出临床，提出针对临床的具有战略意义的处理策略，才能不断推动临床进步，即所谓源于临床又高于临床。

服务患者始终是努力的方向

有关过敏性鼻炎的手术至今不能说是治疗的主流，但是毕竟对部分顽固性的患者是另外一种选择，因此我在临床工作中通过基础研究和临床实践，在前人工作的基础上，有继承，有发展，设计并实施了内镜下经蝶窦翼管神经切断术治疗顽固性变应性鼻炎，取得了预期的临床疗效。由于该术式注意到了蝶窦解剖特别是翼管神经与蝶窦及其比邻解剖的关系，故遇到复杂疑难的手术时可以"举重若轻，迎刃而解"；由于把理论与实践进行了有机的结合，故能够把手术的原理跟老百姓沟通以便最大限度地取得患者的理解与支持。所以说服务患者就是我们努力的方向，换句话说，患者的需要就是我们努力的方向。

临床工作者任重而道远：要用所学知识和技能应对日常工作完成救死扶伤的神圣使命，还要带着科学的头脑探索目前看来还无法解决的问题以便实现从必然王国向自由王国的过渡，为最终攻克医学难题奉献毕生。

二

当选《中国耳鼻咽喉颅底外科杂志》副主编有感

2014 年 4 月 10 日

2014 年初春的一天，我接到喜讯，在刚刚结束的《中国耳鼻咽喉颅底外科杂志》第五届编委会换届选举中，因多年来严谨的治学态度和对杂志编辑出版工作的突出贡献，本人荣幸被聘为副主编。这不仅是本人的荣誉，也提高了医院耳鼻咽喉科专业在国内行业领域的声誉和影响力。

《中国耳鼻咽喉颅底外科杂志》是由教育部主管、中南大学（原湖南医科大学）主办，中南大学湘雅医院承办，国内外公开发行的国家级医学学术性期刊，设有论著、短篇论著、经验交流、病例报道、综述、技术与方法等栏目。编委会由覆盖全国 23 个省市自治区包括香港特别行政区在内以及美国的 100 多名耳鼻咽喉颅底外科著名专家、教授、学者组成。

颅底外科涉及多个学科，其中耳鼻咽喉科医师因其对该区域相关解剖的掌握以及对临床相关疾病的诊治，在该领域占有重要位置。耳鼻咽喉科医师与神经外科医师常常共同协助完成复杂疑难疾病的诊治。杂志承办医院——中南大学湘雅医院耳鼻咽喉科，多年来依托丰富的病源和医院兄弟学科的密切配合，经过几代人的努力，在耳鼻咽喉颅底外科方面取得了为同行所瞩目的成绩。科室以先进的治疗理念、一流的技术和设备，使以往许多被视为禁区的手术迎刃而解，为广大病患带来了福音。杂志的创办为这一领域国内外理念、新技术的传播和推广搭建了桥梁。

这是我继获得中国医师协会耳鼻咽喉头颈外科分会全国"耳鼻咽喉科名医奖"之后，获得的又一学术职务。我还清楚记得在该杂志创办初期，我恰好在编辑部帮忙，曾参与把一本本的编委聘书通过邮局寄往全国各地；后来毕业离校后积极为杂志撰写并发表论文，如《二异氰酸酯诱导鼻高反应性动物模型的研究》（被美国第55届耳鼻咽喉变态反应学术会议选作大会首篇交流）、《如何撰写医学论文》（对规范作者论文写作有所裨益）等；作为编委还认真审阅杂志社发来的每一篇稿件，在参与杂志工作、撰写论文、审阅论文的过程中，做到了"教学相长"，与杂志一起成长，与杂志共同进步。

三

薪火传承，继往开来

——祝贺《中华耳鼻咽喉头颈外科杂志》第九届编委会第一次
工作会议召开

2009 年 8 月 24 日

期待已久的《中华耳鼻咽喉头颈外科杂志》第九届编委会第一次工作会议于2009 年 8 月 22 日至 23 日在北京召开。对于"圈内"的同行来说，其关注程度不亚于金鸡奖授奖仪式之类的大型活动，因为这是一次新老交替和学术交流的好机会，从院士、知名专家到年轻教授、学者等济济一堂，共同研讨未来四年的学科发展蓝图。现就会议的几个"亮点"简要汇报如下，供大家浏览学习。

亮点之一：医学与法学

这次会议邀请了中国政法大学的教授专门就医疗实践中的法学理念与实际，

医疗工作者的法学基础、职业道德、医患沟通等进行了深入浅出的讲解，原定 20 日晚为时一个小时的这场讲座"一再延长"，一直持续到晚间 22:30 才结束，之后法学教授还与听者进行了互动。我个人深刻的感触是：在一个民主法制的国家，一言一行，一举一动，处处要以法律为准绳，以道德为底线，在不断的探索实践中积累经验，日臻成熟，以一流的技艺为病人服务。

亮点之二：肺腑之言

许多老专家、知名专家在如何把握手术的时机方面进行了敞开心扉的发言。"外科医生的最高境界是知道什么时候刹车"的观点令在场的听者眼前为之一亮；像 Madelung 病伴有 OSAHS（即一种脂肪组织过度增生伴有睡眠呼吸暂停综合征）的病人，一定不能随便就做 OSAHS 整形术等，不能等"命丧黄泉"了再回头反思。

亮点之三：读者、作者与编者

此次编委会由 86 位编委、60 位通讯编委组成，还聘请国外知名专家数名，代表了我国最高水平的学术阵容，能进入编委会是从事耳鼻咽喉头颈外科专业一生最大的荣誉。那么，如何从读者过渡到兼读者和作者的角色，又如何从读者、作者的角色过渡到读者、作者和编委的角色，需要一个过程，这其中自然离不开专业的锤炼，但是正如中华医学会杂志社领导所言，文字编辑功底是对一个编委最基本的要求，对此不感兴趣最好不要接受聘任，否则就是沽名钓誉。我在会议自由发言时专门就此结合自身的实践，介绍了学习体会，还特别提及翻译出版两本英文版著作过程中的体会与感言，发言获得与会代表的高度赞赏。

这次入选的编委都是身怀绝技的专家。我作为山西省唯一的一名正式编委进入编委会，理解荣誉和责任的双重意义。在我担任第八届编委会编委的四年期间，我一共在中华系列杂志发表各类文章 5 篇，其中长篇综述 1 篇，论文 2 篇，会议发言（1000 字以上）2 篇；参加了编辑部举办的历次大型全国性学术会议（包括定稿会）；完成了编辑部下达的审稿任务。此外，还应编辑部的邀请，参加了疾病标准的起草、巡讲等。所有这些工作构成了此次连任杂志编委的基本条件。

四

我的"中华"情结

——为《中华耳鼻咽喉头颈外科杂志》创刊 60 周年而作

2013 年 8 月 25 日

时间飞逝，转眼又到了四年一次的编委调整。2013 年 8 月下旬在北京召开了《中华耳鼻咽喉头颈外科杂志》第十届编委会议。此次，我荣幸继续担任杂志编委。在此次会议上，杂志以增刊形式出版了专题号纪念杂志走过的不平凡的 60 年。我应邀在该期杂志上撰写了一篇短文，题目是：我的"中华"情结，主要内容是回顾自己从读者，作者到审稿者的心路历程，谈了学习的体会。期待杂志继续引领学科发展，成为专业期刊的旗舰。

我是 1983 年大学毕业开始接触到原《中华耳鼻咽喉科杂志》的。从那时起，我逐渐从一名热心的读者，变成了读者兼作者，再到后来还参与了编辑部组织的审稿、定稿、疾病标准的起草与讨论等。可以毫不夸张地说，从读者到作者到参与编辑部的工作，历经不同阶段不同工作性质的洗礼，我对贵刊及编辑部老师们的"爱"与日俱增，说到底，这种爱是对学术的追求，是心向往之！

做一名忠实的读者：

20 世纪 80 年代，我刚刚参加工作。每当新的一期杂志寄来的时候，我常去单位收发室"先睹为快"，驻足凝神阅读，恨不得一口气把整本杂志都看完。收发室的老师们开玩笑说，回去看不也一样吗，干嘛非要站在这里看呢？虽然是开玩笑，但看得出收发室员工也常为我这种执着的精神所感动。

俗话说，外行看热闹，内行看门道。要想读懂一篇文章谈何容易。无论研究性论文还是临床报道，往往看似就事论事，其实潜藏在文章背后的深层次的故事，才是更具魅力的。如何培养这种具有"穿透力"的功夫，不是一朝一夕的事情。

中 华 医 学 会 总 会

志文兄、您好。

遵嘱学习了您的申请书，提出以下不成熟几点，供参考：

1. P2摘要中最后一句，应突出是什么作用。

2. P3立论依据中应更加突出空气污染对呼吸道变态反应流行增加中的作用。

推荐参考 Peterson B, Saxon A. Global increases in allergic respiratory disease: the possible role of diesel exhaust particles. Ann Allergy Asthma Immunol, 1996, 77:263。这类文献近期似乎更多还有，请查。

3. P5促进黏膜上皮转运抗原的机制的实验方案请再核对。

地址： 北京东四西大街42号
电话： 55.5793

著名鼻过敏专家顾之燕教授的亲笔答复

4. 相关参考文献似乎较少，我相信应肯定有了更多的文献，请将更相关的选到申请书中。

总之我认为选题很好，设计合理。具有科学性和可行性。相信在实验过程中会有更改或增删。

再次强调仅供参考。 致

敬礼

顾之燕
2001.3.25.

限于时间，事务过多，没能一一到网上查找文献。
请谅。

著名鼻过敏专家顾之燕教授的亲笔答复

为了看懂杂志发表的一篇论文，我往往要查阅许多其他辅助性材料，包括教科书、相关工具书等。通过一次次的翻阅，对文章的理解就慢慢加深了。现在回想起来，阅读确实需要积累，包括专业之内的和之外的积累，前者如科研及临床工作经验，后者如阅读技巧等。

不做挂名作者

人们常说，文如其人。我对这句话的理解是，每位作者的教育背景、生活环境、职业生涯等千差万别，故决定了其文笔的差异，也正是这种差异常常"碰撞"出学术界的创新。可见，只有自己动手写文章才能最大限度地反映你想要表达的内容，这也是我多年工作中坚守的底线。我参加工作的 30 年时间里，无论为贵刊写论著，还是指南解读，甚至消息报道等，都坚持自己动手。

为了写出一篇比较满意的文章，除了文章内容之外，我还在以下几个方面进行了铺垫性的工作，受益匪浅。

一是让自己经常"沐浴"在书林中，借以吸取营养。例如阅读各类专业书籍和名著等。已故著名的耳鼻咽喉科学家肖轼之教授文笔流畅，阅读肖老的作品，一点也不累，相反是一种享受，因为肖老不经意间的一句话，一个典故，常常为艰涩的专业内容平添不少的色彩。肖老在为一本书作序时，借用一句"山中方七日，世上几千年"来形容科学发展的速度之快，读来倍感亲切和生动。

二是"攀高枝"，就是找机会聆听大师的教诲，以便感悟其中的真谛，提高自身的科学素养，这是一种所谓耳濡目染式的受教育。我工作的这么多年中，非常有幸师从不少的著名教授，例如陶正德教授等。

三是注重细节，就是不放过任何一个可能出现差错的地方。例如文章的插图往往较为引人注目，如何选图其实很有学问。一幅好的插图加上文字描述，互为补充，相得益彰。所以，在投稿前，我往往要花很多时间筛选插图，然后是测算标尺，就是外文图片上经常看到的所谓 bar，还有标注文字或符号等。通过这样的细加工的产品，容易被编辑部接受。例如我读博士学位时进行了神经源性炎症的研究工作，其中的一些有关神经肽免疫组织化学染色图片的筛选，如光镜下可见的串珠样分布的神经肽，虽然颇费心思，有时候甚至通宵加班筛选，但是每当看到经过自己精心挑选的图片随文章一起发表时，心中的喜悦真是难以言表。

四是注意文字的锤炼，即做到文章的每一个段落，每一句话，在用词上字斟句酌，在逻辑上环环相扣。一次有关文章中主谓语的断句的经历让我一生难忘。在我草拟的一篇文献综述中，有一个句子很长，一口气读完费劲，但怎么也没法断开。怎么办？我找到了读高中时的语文老师，请求指导。老师说，这个句子的前一部分，本身就包含了主谓语，可以把她作为一个小的单元，"拎"出来当主语，逗号之后的其余部分自然就是句子的谓语和宾语了。这样一个点评或指导让我受益终生。后来我有幸在美国学习期间参加了由美籍老师担任主讲的英文写作班，虽然时间有限但却印象深刻，至今我还能脱口说出老师的名字——Mimi Zerger。这是一位女教师，对学生的作业，常常要用不同颜色的笔修改几遍，甚至当我因中途回国不得不中断学习时，她仍然把最后一次的批改过的作业"漂洋过海"寄给我。这些感人的故事激励和鞭策我不断进取。记得有一次在全国的学术会议上，编辑部何鹰远老师进行"如何向杂志投稿"的讲座时，使用的范文恰好就是我刚刚发表的一篇论文，当时坐在台下听讲的我，真是喜出望外，有点儿情不自禁。

参与编辑部的工作是一种奉献也是一种学习

在审稿过程中，对比较好的文章，提出建设性意见，使其"锦上添花"；对比较差的文章则力求指出问题的症结所在，以便作者进一步完善。这就是我坚持的审稿原则。为了审阅一篇文章，要花上数个小时上网检索，这既是对编辑部负责，也是对作者负责。有一次为了审阅一篇文章，我甚至动用了个人关系，请一位"863"首席专家帮助审稿。谁能说这样一种形式的审稿和奉献不是学习呢？

不少同道对贵刊非常喜欢，也很想投稿，但是经过几次退稿后就常常心灰意冷，望而却步了。固然退稿有多种原因，但是了解编辑部的工作流程之后，就知道一篇文章是如何从作者手中的 manuscript（初稿）变成杂志的 paper（论文）的，其中的双盲审稿和定稿会就是非常重要的两个环节。举个例子说明。我的一位学生信心百倍地投稿，结果很快被退稿。这位学生沮丧的心情持续了很长时间。后来我把杂志社的退稿意见与学生反复研读了数遍，鼓励学生按照编辑部的意见好好修改。我对学生说：你的论文就内容而言应该是不错的，但问题就出在表述方面，就好像是一块玉石掉在泥潭里裹了一层泥巴，没有把真正想要说的事情说出来，隔靴搔痒，没有点到穴位，即亮点没有充分的展示。后来学生按照这样的思路在原来文稿的基础上做了"大手术"，推倒重来，重新布局，再次投稿，一次命中。

伴随着杂志的成长，我也逐渐从一名住院医师成长为主任医师，教授，这其中浇筑了许多前辈们和老师们的心血。可以说，我不仅与贵刊结下了不解之缘，而且这种情节将随日月的流逝而越发珍重。我先后在 JACI（《变态反应与临床免疫学杂志》）、*Allergy*（《变态反应》）、AJRA（《美国鼻科与变态反应杂志》）等国际著名的学术期刊发表文章，但是如果没有贵刊为大家提供的舞台，怎么可能一步跨出国门呢？在此，我衷心地祝愿杂志能够继续引领学科发展，成为专业学术期刊的旗舰，为我国耳鼻咽喉头颈外科事业的发展贡献新的力量。

五

一次学术的盛宴

——《中华耳鼻咽喉头颈外科杂志》太原定稿会召开

2010 年 4 月 22 日

由《中华耳鼻咽喉头颈外科杂志》编辑部主办、山西医科大学第二医院耳鼻咽喉头颈外科承办的《中华耳鼻咽喉头颈外科杂志》定稿会于 2010 年 4 月 17 日在风和日丽的山西太原召开。各地专家云集太原，共同为杂志刊登的每一篇稿件把关。会议的全过程无不折射出专家们精益求精的态度和孜孜不倦的学习精神，令人感动，也给我留下了深刻的印象。我作为山西地区唯一的一名杂志编委有幸参加了会议。会议同时还就儿童变应性鼻炎的诊疗标准以及成人非变应性鼻炎的诊疗标准进行了讨论。

中华系列杂志是"国家队"一级的刊物，每一篇稿件都要对杂志、对读者、对作者负责。本着这样一种负责的精神，杂志编辑部在魏均民主任的带领下，仅仅依靠专家，把好学术关、文字关。鼻科组组长、中山大学许庚教授正襟危坐，发言铿锵有力，有时候画龙点睛，有时候又娓娓道来，每一次的发言无论长短都字斟句酌，反映出许教授多年严谨治学的积累；参加定稿会的吉林大学董震教授因为航班数次延误，赶到会场时会议已进入"扫尾"阶段，即便如此董教授还是立即进入角色，主持起了另外一个节目——"儿童变应性鼻炎诊断及治疗标准"的讨论；首都医科大学附属北京友谊医院的马有祥教授俨然是个语言学家，他善于在大家为某一句话、某一段文字争执不下的情况下，单刀直入，提出既符合语法要求又适合临床原则的改动，常常为会议紧张的气氛平添一份快乐与舒展；有"美术摄影师"之称的首都医科大学附属北京同仁医院的周兵教授常常利用会议间隙拿起自备的"长枪短炮"捕捉那些"工作"的镜头，成为会议不可或缺的花絮。别看是纯学术的会议，但透过专家的发言、摄影等，如您身临其境，一定能学到平时学不到的知识。这时我明白了，什么叫"交高朋"。

人们常说，烟花三月下扬州，其实祖国处处是美不胜收的大好河山。地处黄河流域的山西号称地上文物第一大省，到处是美景，到处是历史，到处是学问。如您有机会来山西，一定不虚此行。因为所见所闻无不令您感慨万千：世界文化遗产——平遥，这里有中国银行业鼻祖之称的票号及其独特的保密防伪管理模式，堪称一绝；另一处世界文化遗产——五台山，号称中国四大佛教圣地第一山，当年毛泽东主席率领中共领导及随行人员从延安东渡黄河进入山西后歇脚处于此，至今还保存有主席当年的笔墨等文物，如主席与寺庙主持谈话时的即兴题词：劝君莫打三春鸟，鸟在巢中盼母归；国家一级文物——晋祠，其中的建筑堪称中国建筑史的杰作；著名的黄河壶口瀑布，惊险刺激，可以从中领略黄河之水天上来的自然之美；还有大同云冈石窟、应县木塔、交城悬空寺、宁武万年冰洞等。总之，百闻不如一见，还是实地考察为好，眼见为实嘛。对了，这次参加会议的还有一位大师级的业余文物考古专家、北京301医院的王荣光教授，我敢说王教授对山西的熟悉程度超过任何一位山西土生土长的老乡，您有机会看看王教授写的《古今名人与耳鼻咽喉疾病》（三晋出版社，2010）就明白了。

六

赵长青荣获中国耳鼻咽喉科医师协会"名医奖"

2010年12月23日，山医大二院副院长、耳鼻咽喉科头颈外科主任、博士生导师赵长青教授，在广州召开的中国医师协会耳鼻咽喉科医师分会第二次全体会议上，被授予"中国耳鼻咽喉科医师名医奖"称号。全国共有6名该领域的知名专家受到表彰，赵长青是我省唯一一名受到表彰的专家。

"名医奖"是中国医师协会要求各专业分会按照相关章程规定，公开评选表彰奖励在该领域工作中做出突出贡献的医师和优秀人员而设立的，旨在通过表彰医术高超、德艺双馨、临床成绩卓著、深受患者爱戴的医师，展示当代白衣天使救死扶伤、爱岗敬业、乐于奉献、文明行医的精神风貌，弘扬我国医师开拓进取、刻苦钻研，为人类健康事业勇攀医学高峰的高尚情操，促进我国医师队伍的行业建设和卫生事业的健康发展。

赵长青教授是我省首批 6 名跨世纪学科带头人之一、首批"曙光人才工程"优秀青年医学专家、山西省新世纪学术技术带头人"333 人才工程"省级人选。承担国家自然科学基金、国家科技支撑计划、山西省科技攻关等 10 余项课题；多次参与本专业疾病全国标准的制定，临床上以高超的医术和良好的医德为无数患者解除了病痛，他获此殊荣为山西争得了荣誉。

（任晓辉）

七

荣誉属于昨天

——写在获得中华医学会耳鼻咽喉科分会第九届全国委员会鼻科
组成员之际

2011 年 11 月 4 日

不久前的一天（2011 年 11 月），我接到了中华医学会耳鼻咽喉头颈外科学分会全国鼻科组组长、中山大学第一医院许庚教授寄来的一封信，拆开一看，喜出望外，是一份证书。是什么证书呢? 是凝聚了前辈们栽培和同仁们关爱的一份证书——中华医学会耳鼻咽喉头颈外科分会第九届全国委员会鼻科组成员的证书。

细细算来，自从参加中华医学会耳鼻咽喉科分会的工作以来，在前辈们和同仁们的关心爱护下，通过自己艰辛的努力，一步步走来，经历了漫长而短暂的数十年的时间，取得了一些成绩。现略举一二，与同仁共勉。

1. 参加了人民卫生出版社组织编写的全国高校教材《耳鼻咽喉头颈外科学》第 5 版～ 第 7 版的编写，负责其中鼻科学部分内容的编写。在此过程中先后与中山大学李源教授、北京同仁医院周兵教授合作，多有受益。

2. 获得了国家自然科学基金课题 2 项，均为鼻科学方向。

3. 参与了《慢性鼻窦炎诊疗标准》《变应性鼻炎诊疗标准》《变应性鼻炎特异性免疫治疗的诊疗标准》及其他一些疾病标准的起草或（和）讨论。通过这些活动，提高了对临床疾病的认识深度，有助于指导临床实践。

4. 作为杂志编委，常年不断地审阅来自多种杂志的鼻科学稿件，为编辑部尽了一点微薄之力，同时也学有所得。参加了杂志社组织的定稿会。

5. 招收培养了一批高质量的研究生（包括博士研究生）。

6. 发表了一批高质量的论文，如在美国 JACI（《变态反应及临床免疫学杂志》）、欧洲 *Allergy*（《变态反应学杂志》）及 *Respiratory Research*（《呼吸研究》）、《中华耳鼻咽喉头颈外科杂志》等，以第一作者、通讯作者或共同作者发表论文。

7. 组织了全国性的继续教育学习班，邀请国内同道登台献艺，传播科学知识，有力地推动了耳鼻咽喉科学的发展。

8. 翻译出版了两本英文版原著：其一为美国 Kennedy 教授所著《鼻窦疾病的诊断与治疗》，其二为德国 Draf 教授领衔的《额窦》。两本译著共计 100 余万字。

9. 开展了一批高质量的手术，如鼻内镜下鼻腔径路脑垂体瘤摘除术、脑脊液鼻漏修补术、视神经管减压术、鼻腔泪囊吻合术、翼管神经切断术，以及鼻内镜辅助的经上颌窦翼腭窝肿瘤摘除术、口腔径路茎突过长截断术等。

其实还可以列出许多。但，成绩和荣誉已经属于昨天，如何做好今天的事，规划好明天的事，才是关键。衷心地希望前辈们和同仁们一如既往，继续给予指导和关心，我本人也将废寝忘食努力工作，在中华医学会鼻科学组带领下，为把我国的鼻科学事业推向国际舞台而不懈努力奋斗。

赵长青　教授：

您好！

本刊创刊以来，一直得到您的大力支持，万分感谢！

本刊编委会恳请您在繁忙的工作之余，给本刊介绍某些专题发展的新动向、最新进展及发展趋势，或临床上实用的新理论、新知识、新技术、新方法等，内容、篇幅不限。

本刊设立"专家笔谈"栏目，很受广大读者的欢迎，反映具有权威性，内容准确新颖，我们急切盼望着您的佳作。

敬请关照，谢谢！

致

礼！

《中国眼耳鼻喉科杂志》编委会、编辑部

2007 年 12 月 24 日

地址：上海市汾阳路 83 号 复旦大学附属眼耳鼻喉科医院编辑部 200031

电话：021-64377134-211；传真：021-64376491 E-mail：eentm@sina.com

学术著作是这样写就的

——参与编写《耳鼻咽喉头颈部变态反应病学》的一点体会

2013 年 1 月 11 日

《耳鼻咽喉头颈部变态反应病学》一书共 120 余万字，历经数年，在主编顾之燕教授和李源教授的共同努力下，于 2012 年 12 月终于由人民卫生出版社出版发行。

主编顾之燕教授邀请我参与该书写作，我先是一惊，后是一喜。惊的是本人才疏学浅，在学富五车的顾之燕教授面前，做学生是否合格尚需斟酌，担当写书的任务实在有点儿力不从心，甚至有"班门弄斧"之嫌；喜的是耳闻目睹了顾教授的风采，又参与过顾之燕教授牵头的部分书稿的编写、审阅及修改，此次如能参与写作一定会有许多意外的收获。

后来我如愿参加了该书的写作。现借此机会把写作过程中的一些"故事"讲出来，与读者分享。

本书大约在出版的两年前开始筹划和写作。依据我跟顾之燕教授的邮件往来、电话沟通及面对面的交流，我认为本书主编的目的不外乎以下几个方面：

一是要唤醒一向比较重视手术的我们——这些重"刀"不重"药"的大夫们，一切炎症特别是慢性炎症，都是免疫紊乱的结果，洞悉免疫学且应用于日常医疗实践，则锦上添花，反之则事倍功半。例如，既往对耳硬化症的研究主要集中在遗传基因方面，近年来对麻疹病毒感染性系列问题进行了研究，并从耳硬化症病灶中分离到麻疹病毒基因，从而证实麻疹病毒与耳硬化症的发病有比较密切的关系。进一步的研究有可能为临床治疗这一顽症开辟新的路径。顾之燕教授为此专门编写了一个章节，以期引起重视。

二是更新临床医生的免疫学知识，把一些看似简单实则非常复杂的名词概念加以系统的整理，把原有的知识"扩容"：以肥大细胞为例，存在于不同的位置就相应地有不同的功能（因而有了不同的组织分型）；肥大细胞激活的方式，除了经典的抗原特异性刺激外，也可有非特异性的物质诱发，例如神经肽等；释放颗粒的方式也有区别：既可以通过胞吐方式释放颗粒内容物（如组织胺等），也可以点片状释放颗粒内容物；某些抗原可以绕开复杂的过敏原呈递及淋巴细胞间细胞因子功能传递的过程，直接诱导肥大细胞释放颗粒内容物。这就为我们理解变应性鼻炎以及非变应性鼻炎的发病机制提供了全新的解释，不仅有助于理论的引导，还有助于临床的处置。何韶衡教授就此书写了相关篇章，相信读者细细品味后一定会有"耳目一新"的感觉。

三是为临床药物治疗提供理论依据。例如，嗜酸性粒细胞是过敏性疾病发病的"明星"细胞，几乎无人不晓。临床上大量的药物就是指向该细胞的，但是如何理解这些药物治疗的原理？为此，王向东博士结合自己在国内外的研究成果，书写了"嗜酸性粒细胞和变应性鼻炎"一章，专门介绍这方面的情况。嗜酸性粒细胞在许多变应性疾病和非变应性疾病中都发挥重要的作用，其中以骨髓为"中心"进行的外周与中心的双向调控机制，在该细胞的生物学作用中占据非常关键的位置，因而受到重视。但是，毫无疑问，该细胞的确切调控和作用机制的研究将是一个漫长的过程。就临床而言，目前已经取得的成果足以支撑针对嗜酸性粒细胞进行有效治疗的理念和实践。

参与本书的编写人员，既有像顾之燕教授、李源教授等一批大师级名家，也有如王向东博士、安云芳博士等许多后起之秀。几代人的努力，几代人的结晶，汇集于本书中，精彩篇章，随处可见。限于篇幅，这里仅介绍其一——上呼吸道炎症的发病机制。作为呼吸道门户的鼻腔及其伴随的炎症，常常不易引起重视，但绝不等于问题不重要，也不等于机制就搞清楚了。常见的慢性鼻炎、变应性鼻炎、非变应性鼻炎等，在各自的发病中，有没有共同的"通路"？针对这一问题，本书专门辟出几个章节进行论述。通过阅读，读者便会发现，原来独立于鼻腔自主神经和感觉神经之外的所谓肽能神经系统及其释放的神经肽，可以通过轴索反射，直接诱导末梢感觉神经组织释放神经肽，进而作用于效应部位引起局部血管扩张、充血、血浆蛋白外渗等炎症反应表现，引发所谓神经源性炎症。由此可知，鼻腔感觉神经末梢以及神经源性炎症在各类鼻炎的发病中占据十分重要的位置。当然，有关参与反应的各类细胞，如肥大细胞、嗜酸性粒细胞等与神经肽的交互作用也是关注的焦点。

顾之燕教授是我国知名的变态反应学专家，著作等身，桃李天下，在其耄耋之年仍不忘治学，勤奋耕耘，令我等晚辈感动不已。写书期间我们曾有一次短暂"聚会"，那是在参加一次科研鉴定的间隙，顾之燕教授不顾长途奔波的疲劳，立即招呼从广州赶来的李源教授和先期到达的我，一起研究写作事宜，内容大到立意、框架等，小到目录、编排等，都像先前在编辑部审稿一样，认真负责。由于一些作者没有按时交稿，影响了正常出版，顾之燕教授十分着急；对于有些作者的稿件语句不通、词不达意、观点错误等，顾之燕教授都一一指出。不经意间，四五个小时过去了，连晚辈的我都感到身体疲乏，更何况一位年迈老人呢！一向作风严谨的李源教授也感叹：顾之燕教授还是风格不减当年啊，一丝不苟，雷厉风行！

书籍脱稿后，一般交由出版社排印即可，但李源教授主动请缨，提出要对全书进行"编排"。如此统一处理，是一项非常繁重的工作，充分体现了老教授的治学风范，及那种以事业和读者为重的使命感和责任感。这期间，要把重复的内容进行再次的整合，把遗漏的重要内容予以补充，把检索发现的新文献尽可能"贴"

进来，等等。好在李源教授刚刚出版了专著《实用鼻内镜外科学技术及应用》，有着丰富的编排经验，经一番辛苦后，确实为本书增色不少。

本书编写过程中采用主编"点将"和交叉审稿等方式，也常常收到主编的"命题作文"。置身这样的环境，既是学习提高，更是陶冶情操。搞学问就是孜孜不倦的学习，不耻下问，耳濡目染后肯定会有所提高。多一点儿学究气，少一点儿世俗气，原本就是学者固守的"底线"。听听顾之燕教授就某一学术问题发表的对事不对人的谈话，看看顾之燕教授为某一篇文稿的修改而提出的直率意见，当时的情景历历在目，真挚感人，沁人肺腑，怎能不是一种熏陶呢？

自古文章千秋事。与任何一本书一样，本书中的观点可能存在偏差甚至谬误，但是我相信作为本书特征性的结构性内容，一定能历经时间的洗涤，更凸显其经典性和前瞻性。

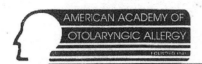

AMERICAN ACADEMY OF OTOLARYNGIC ALLERGY

FOUNDED 1941

8455 COLESVILLE ROAD, SUITE 745   SILVER SPRING, MD 20910-9998   (301) 588-1800   FAX: (301) 588-2454   E-mail: aaoa@aol.com

May 20, 1996

TO: Chang Qing Zhao, MD

FROM: James A. Hadley, MD, FACS
          President, AAOA

RE: <u>**AAOA Annual Meeting Scientific Program**</u>

Thank you for agreeing to participate as a speaker at the AAOA
Scientific Program, September 26-27, 1996, as part of the Academy's
55th Annual Meeting. The scientific session will be held in the
Renaissance Hotel, which is located at 999 9th Street, NW,
Washington, DC.

Information regarding your presentation(s) is as follows:

Title: Establishment of PAR Model in Rat
          with Tolune-2.4-ISO-Cyanate(TDI):
          Light and Electron Microscopical
          Evaluation

Date: Friday, September 27, 1996

Time: 8:00am - 8:15am

Enclosed are the audio tape release form, financial disclosure form
and the audio visual equipment request form. Both should be
completed and mailed back to the AAOA office, at the above address,
no later than July 1, 1996 . You may fax the forms back to 301/588-
2454.

Also enclosed is your housing information.<u>Please make sure to
secure your transportation and housing needs immediately. For your
information the AAOA headquarters hotel is the Renaissance Hotel.</u>

Once again, thank you for participating in the Academy's Annual
Meeting. Your contribution is what makes the AAOA Annual Meeting a
success. If you have any questions please call me or Zev Lewis at
301/588-1800.

cc: Michael Parker, M.D.
      Director, Scientific Program

笔者应邀到美国参加学术交流的邀请函（1996 年）

八小时外下功夫

——记耳鼻咽喉头颈外科赵长青教授

2013 年 6 月 2 日

夜深了，山西医科大学第二医院耳鼻咽喉头颈外科病区终于安静下来，但科主任赵长青教授的办公室里依旧灯火通明，研究生们就各自的课题向赵老师汇报并探讨，赵老师自己要审阅各种稿件、阅读文献、修改论文，还有著书立说等，都是在无数个夜晚和周末完成的。"当医生、当老师，光靠八小时工作是不够的，要想做出些成绩，必须八小时之外再下功夫。"赵长青教授经常对科里的青年医生和研究生这样说，而他本人，也正是这样做的。正是多年的孜孜钻研、严谨治学、不懈耕耘，才成就了今天的优秀科学家。

一、成长篇

"不为良相，便为良医"——自从 37 年前选择了医学，赵长青教授就知道这是一条学无止境的坎坷路。从此，无论是精深的医学理论，还是辛劳的临床实践，都是他勤学苦练的战场。每前进一步，都是脚踏实地，扎扎实实。

1986 年，赵长青教授师从吴润身教授攻读硕士学位，从事耳科学研究。当年耳毒性药物庆大霉素还普遍使用，临床上出现了许多药物致聋的病例，为了深入研究庆大霉素对内耳的毒性作用的机制，他按照导师的指引远赴第四军医大学学习耳蜗铺片。期间得到了王锦玲教授和刘顺利老师等的悉心指导，之后做了大量相关的科研工作，并完成 3 篇学术论文，先后发表于《中华耳鼻咽科杂志》等学术期刊，此研究成果后来获得了山西省科技进步奖二等奖。记得当年《健康报》的一位记者来医院采访，无意中看到了这项科研成果，于是不久后在该报报眼的显著位置刊登了有关庆大霉素耳毒性研究的新闻。在 20 多年前，作为一名硕士研究生就取得如此成就，是很少见的，这也为他今后开展科研工作奠定了坚实的基础。

临床工作需要循序渐进，在积累与收获的同时也会遇到新的瓶颈。为了更进一步地接近自己的理想，做一名好医生，1992 年，赵长青教授以优异成绩考取了中南大学湘雅医学院的博士研究生，师从陶正德教授。三年的博士生活很辛苦，一年总住医院几乎没有睡过一个囫囵觉，创下了 8 个月没脱毛衣睡觉的记录。最忙时一晚上得做 7 个气管切开手术，白天还要完成日常手术及查阅文献，余下的时间都泡在图书馆和实验室里。

功夫不负有心人，赵长青教授攻读博士学位期间业务及手术水平迅速提高，并完成了 8 篇高水平论文，其中 3 篇英文文章被 SCI 收录。赵长青教授在湘雅医学院学习期间，得到老师们的肯定与厚爱，以致多年后仍是湘雅学子的楷模。1995年博士毕业，老师们都想留下这个优秀的学生，但反复考虑后，赵长青教授还是回到家乡，因为家乡更迫切需要人才来推动新的医疗理念与技术。1995 年赵长青教授学成归来，次年便被医院委以重任，担任耳鼻咽喉科主任，从此开始作为学科带头人为这个团队的进步呕心沥血。1998 年 9 月至 2000 年 1 月，赵长青教授又出国到美国加州大学研修，至此，拥有开阔的视野、先进的理念及娴熟的技术的赵长青教授，为耳鼻咽喉头颈外科描绘了新的蓝图——那就是建立全国一流的科室。

二、科研诚信篇

多年一线的科研临床工作培养了赵长青教授严谨而踏实的治学风格，而"转战"在各大实验室的经历也让他受到了多位大师的熏陶，导师吴润身教授、陶正德教授的治学风范感染着他，湘雅医学院的医学遗传室——国家重点实验室主任

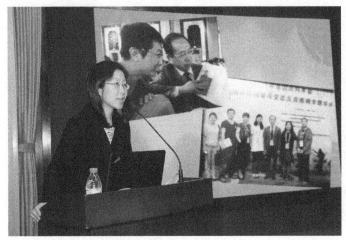

索利敏博士做学术报告（2015年，太原）

夏家辉教授和山西医科大学省部共建国家重点实验室——生理实验室乔健天教授的指导让他获益匪浅。

　　科研工作不可能一蹴而就，没有团队的积累与合作就不可能做出傲人的成绩。基于这种理念与认识，赵长青教授认为在整体水平尚达不到国内一流水平的学科，要努力在若干个研究方向上达到国内一流水，要将科室内的"重中之重"加以注重。经过多年的积累与努力，目前鼻过敏发病机制的系列研究在国内具有相当高的影响力，变应性鼻炎发病机制的研究，已形成系列课题，在国内外杂志发表文章100余篇，其中，数十篇发表于《中华耳鼻咽喉头颈外科杂志》，13篇发表于被SCI收录的英文版杂志。在多年的研究中建立了行之有效的变应性鼻炎造模系统，被多家科研单位引用。值得一提的是，数年积累完成的论文Specific immunotherapy suppresses Th2 responses via modulating TIM1/TIM4 interaction on dendritic cells于2010年8月全文发表于欧洲著名的*Allergy*（《变态反应学杂志》）（2010，65（8）：986-995.，IF6.2）。这是我省耳鼻咽喉头颈外科学术界的研究成果首次在如此高规格的国外著名杂志以论文形式发表，这在全国鼻科学界也是少有的。

多年潜心研究使赵长青教授得到同行认可，他受聘担任9家学术杂志的编委，参与鼻过敏诊疗标准、慢性鼻窦炎诊疗标准等的制定，鼻窦内窥镜手术准入制度、儿童慢性鼻窦炎诊疗标准的制定或修订。参与编写全国高校五年制统编教材《耳鼻咽喉头颈外科学》（第5版～第8版）；参与10余部大型专业参考书的编写；主译英文版著作《鼻窦疾病的诊断和处理》《额窦手术学》两部（累计100余万字）、参译《Ballenger 耳鼻咽喉头颈外科学》（第17版），主编著作1部；发表各类学术论文150余篇，其中SCI收录13篇，有较大影响的专家述评4篇。获国家自然科学基金资助课题3项（其中2010与2012年分别获得2项国家自然科学基金资助）、国家科技支撑计划课题（子课题，2项）、省部级科研课题10余项，获省级科技奖4项。2010年12月，获得中华医学会颁发的"名医奖"。

赵长青教授临床侧重以鼻内镜手术和过敏性鼻炎诊治为主的鼻部疾病的治疗，率先在我省开展鼻内镜鼻窦手术。目前已做过鼻内镜鼻窦手术近4000例，积累了丰富的临床经验。开展了内镜下鼻部脑膜脑膨出、脑脊液鼻漏修补、前颅底肿瘤切除、眶纸板减压、视神经管减压、鼻腔泪囊吻合术、游离鼻泪管的鼻窦病灶清除术、鼻咽纤维血管瘤切除、后鼻孔闭锁成形等高难度手术20余项，使鼻部疾病的治疗理念与术式发生革命性的变化，临床治疗效果显著提高。在过敏性鼻炎的治疗方面，在我省率先开展脱敏治疗，2005年成为钟南山院士领衔的全国过敏原诊断与脱敏室成员，迄今为止仍是我省独家开展此项工作，为广大饱受变应性鼻炎困扰的患者提供了可靠的治疗手段，取得良好的社会与经济效益。在提高科室医疗水平的同时，还致力于全省耳鼻咽喉科医生的继续教育，曾举办多期鼻内镜学习班，使我省鼻内镜手术迈上了新台阶。

三、教书育人篇

无论作为普通教师还是教研室主任，赵长青教授都非常重视教学工作。教师的素质决定了课堂教学的质量高低，而日常的培养及备课环节极为重要。在教学工作中，他一直贯彻实行教学相长、以教促医的思路，实现了课堂教学互动，开展了图

文并茂的多媒体教学。同时为培养和锻炼中青年医师，开展了每周一次中青年医师
"20分钟+1支粉笔"的模拟教学活动，教学内容以教材为基础，坚持源于教材又高
于教材的原则，要求所讲内容至少20%～30%为国内外最新动态，每天早晨交班
时每日一句英语学习，以及每周一次的高级职称医师（教授、副教授）的示范教学，
都为提高教学的整体水平，为更好地进行教学工作起到了积极的作用。赵长青教授
曾获得山西医科大学课堂观摩竞赛一等奖，在他的带动下全科医护非常重视教学工
作，多人荣获课堂观摩教学奖，并且建立了山西医科大学耳鼻咽喉科精品课程。

　　赵长青教授于1996年开始招收硕士生，为我省乃至全国的耳鼻咽喉科学培养
了一批人才。在此基础上，他2002年牵头申报山西医科大学耳鼻咽喉科博士点获
得成功，2003年获得博士生导师资格，并于2004年开始招收博士生，目前部分
学生已成为我省耳鼻咽喉学界的后备人才。在对研究生的培养过程中，知识能力
的培养是一方面，科研诚信是更重要的一个方面。"要沉下心来做课题，不一定单
纯做高精尖，可以就临床工作或科研思路提出一个问题，给出合理的解释，绝对
不能无中生有。要做事，先做人。"这些谆谆教导时刻萦绕在每个学生的耳边。多
年来，赵长青教授培养了一大批学生，脚踏实地做出了许多的科研成果，均为原
创性成果。而每一篇文章的发表，从立题到实验，到成文发表，都饱含着赵老师
的辛劳。有时一篇文章就要修改10余次。

　　最近，一位博士完成了一篇英文文章，为了能顺利发表又不耽误时间，赵老
师反复为她修改了不下10遍，最后在投稿时一次投中，这位学生非常感慨："从
第一次与赵老师谈课题到论文发表，前后历经数年，电子邮件多达300多封，没
有赵老师的鞭策与鼓励，我是断然完成不了这篇好文章的。"赵长青教授留学美
国，平常的工作中经常阅读外文文献，英文水平很高，他不断地督促学生们学好
外语，为他们提供各种文章资料。当年留学归国时，他没有带洋货，却带回了各
种资料标本，其中还有送给当时的三名弟子的英文字典，沉沉的字典漂洋过海，
带给他们的远远超越字典本身，足见一位老师对学生的殷切希望。

　　科普教育也是赵长青教授"教书"的一个方面，虽然作为一个外科大夫，能完成高精尖的手术是一种自豪，但治"未病"才是得到健康的第一要素。多年来，他曾在多种媒体如《健康报》《山西日报》、山西电视台、太原电视台等媒体进行科普宣传及讲座，让广大群众全面了解耳鼻咽喉头颈外科，既减少了群众在求医治病时的选择盲目性，也有效地树立了科室以患者为中心，努力满足患者多层次多样化医疗需求的新形象。

　　赵长青教授还利用业余时间开通了个人网站 http://fahyj.haodf.com/，发表大量原创文章，为广大患者答疑解惑。当人们惊诧于网站发表文章 130 余篇，流量已越百万时，他却只说："虽然我的业余时间几乎全花在工作和与工作有关的各种事件中，但一想到我的付出可能会有益于他人健康，一切辛劳就都化作了支持我继续前行的动力了。"

　　赵长青教授认为"医德，最重要的是医术，医术体现的一个重要方面是医学的科普教育"。患者来医院可不是为了住宾馆、看笑容，是看病来了，没有高超的医术，就算你时刻能对患者微笑服务，也不是一个好医生。拥有高超的业务能力，能治好大量的患者，但只有科普的教育才能惠及大众。

　　除了给患者看病、手术，进行科研、教学，举办和参加各种专业会议，作为医院的副院长，赵长青教授还负责医院的部分管理工作。他说，"每当夜幕降临，其他人都已经下班回家了，他坐在办公室，打开台灯，对一天的工作进行总结的时候，会感到只要每天前进一小步，我们为患者提供的服务会前进一小步、耳鼻咽喉科团队发展会前进一小步、山西省的耳鼻咽喉科学也会前进一小步……积跬步而成千里，我愿为之不懈奋斗！"这就是优秀科学家耳鼻咽喉头颈外科赵长青教授的情怀！

（索利敏）

怎样做学术演讲

2015 年 10 月 9 日

众所周知，学术交流是提高工作能力和水平的重要平台。卡耐基说过："一个人的成功，约有 15% 取决于知识和技术，85% 取决于沟通——发表自己意见的能力和激发他人热忱的能力。"对科技工作者来说，就是科学与人文素养的提高。在众多的学术交流中，学术演讲是应用最普遍、效果最直接的交流形式之一。各种学术会议的专题报告、课题汇报、结题鉴定甚至课堂教学等，都是学术演讲的舞台。学术演讲主要是讲者利用口头表达和身体语言，并综合利用多媒体等工具进行的"现场表演"，其效果直接关乎学术交流的水平。

那么如何搞好学术演讲呢？

首先，从形式看，演讲不同于日常论文写作中"八股文式"的框架，即不拘泥于前言、材料与方法、结果和讨论这样的顺序。但这决不等于讲者可以随便讲，恰恰相反，看似随意的演讲是在"规定时间内完成规定动作"的高难度工作，需要事先严谨的构思和演讲时的逻辑思维以及幽默而精辟的语言。讲者应该对演讲的内容进行总体把握，即知道什么是中心内容，然后围绕该中心就展开的顺序、每一环节的关键等进行准备，还可以进行必要的外延，包括举例、图片展示等。

必须明白，每一次的演讲都应该出现"高潮"，即演讲的亮点，切忌讲者"一

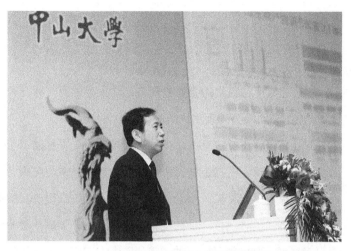

笔者在中山大学做学术报告（2008年，广州）

气呵成"，听者"昏昏欲睡"。中央电视台的《对话》以及《健康之路》栏目的专家点评等都可供借鉴。

其次，就演讲的核心内容而言，需注意以下一些细节的问题。首先要唤起听者的兴趣并与其产生互动。由于讲者与听者的教育背景、工作环境等的差异，双方信息不对称，即一开始并不在一个交流平台，因此讲者要精心拟定具有科普宣教性质的"开场白"，然后以通俗易懂的语言进行必要的"铺垫"，不能全篇净是专业术语。可以提问式开始你的演讲，把答案留在演讲的结尾，也可以先讲一个故事，然后以此为线索，展开演讲。

吸引听者的注意力以后，即可逐步过渡至演讲的重点内容，这时要注意：第一，一次演讲一般只讲一个主题；第二，语言精练，逻辑性强，条理清晰，避免长篇赘述；第三，发挥讲者专业知识的优势，进行深入浅出、生动活泼的讲解；第四，尽量综合应用各种视听手段，如图表、照片、录像等。每个人从事的专业不尽相同，内容当然有所区别，但通过演讲都应该达到听者皆知的水平。美国 GE 公司前总裁是世界闻名的演讲高手，他建议的演讲方式是：丢掉照本宣读的坏习惯，代之以提纲式的演讲"卡片"；他建议的演讲内容是：言简意赅，直击主题。

演讲的结尾，通常需要对应开头，并且需要换一种方式对所讲内容进行必要的总结，以加深听者对所讲内容的印象。

此外，讲者还要注意举止得体、音量适中、讲普通话、遵守时间。由于是面对面的交流，讲者精神饱满，姿势儒雅，富有激情与感染力等，能给听者留下美好的第一印象。切忌抓耳挠腮、背向听者、低头私语等。讲者适中的音量是保证双方信息传递的必要条件，在没有麦克风的情况下或在听者较多的情况下尤其值得引起注意。要用普通话演讲，避免因讲方言而产生误解或导致沟通障碍。外文水平较高者还可适当引用一些经典的外文短句或短文。遵守时间，既要求讲者精心准备演讲内容，同时也是对听者的尊重。

总体上讲，完成一次高质量的演讲，除了上述内容外，还需要讲者平时专业知识和文学知识的积累、语言表达能力的锤炼和人文精神的熏陶。

记得有一次应邀前往某地授课。我前一天下午抵达入住酒店后即开始准备材料，从构思到动手制作 PPT 文件，几乎一气呵成，直到凌晨近 2 点才告一段落。次日上午讲课之前又进行了一次仔细的修改和演练。当日上午 11：35 我走上讲台，开始大约 45 分钟的演讲。依据之前沟通的情况，我准备了三句话的演讲提纲：鼻科疾病相关诊疗标准制定的背景；CRS（慢性鼻窦炎）vs. EPOS（欧洲鼻窦炎白皮书）；员工实践与成长。虽然仅有三句话，但每句话之后都"超链接"了许多子课题幻灯，所以可以随时扩容。

就如何做好这次演讲，我颇费了一番心思。在第二部分，即两个诊疗标准的比较，我重点讲解了该两个标准或指南的分类分度，强调这是临床医生用药的依据，也是学习推广的切入点；同时指出 VAS（一种供病人使用的主观判断疾病疗效的有刻度的标尺）的重要性。我从临床医生的角度提出，一个好的医生在用药之前，一定要知其然还要知其所以然，故对发病机制的理解非常重要。这也是与临床医生沟通的平台。之后，我把中国版的 CRS 中的糖皮质激素治疗的适应证等抽提出来讲解，既抓住了重点又节省了时间。

在第三部分的讲解中，我以一个临床科主任的身份与各位听者进行了互动式的讲解。我选择了两个小题目与大家分享，一个是"细节决定成败"，另一个是"员工素质决定工作质量"。

演讲之后，雷鸣般的掌声响彻大厅，在场的许多听者说，这场报告讲得好，深入浅出，画龙点睛，既解渴又有营养。

为了配合这次演讲，我之前还设计了几个"亮"点，以便引起大家的重视。比如在讲到与科主任沟通时，我穿插了这样的表述：科室是中国各级医院中最基本的功能单元，科主任就是这一单元的领导，说他是领导，其实连最小的科级都不是，可谓是一个没有任何行政级别的领导。但正是这样一个特殊的群体，负载着日常医疗的各项组织工作，所以要想做好医院的各项工作，没有理由不理睬这个群体。

演讲之后现场就有粉丝过来要我的电子邮件地址，表示要联系沟通。可以说这是一次比较成功的演讲，抓住了重点，语言幽默风趣，案例分析透彻，使听者多有收获。

不久前，我应中华医学会的邀请，参加了由人民军医出版社组织的《中国当代医学名家经典手术——耳鼻咽喉头颈外科卷》（Ⅱ期项目）的手术录制工作。我和我的团队完成了两例鼻内镜下翼管神经切断术的录制工作，之后，按照要求术者需要接受大约5分钟的视频采访。

如何把手术的全过程，以口述的形式，简明扼要、形象生动地讲出来，其实是需要平时的演讲功底的。在采访过程中，如何结合手术视频灵活穿插体现出版社要求的手术适应证等八个内容（简称"八段论"），其实也考验被采访者的语文功底。

我是这样准备和接受采访的：

采访一开始，开门见山，说明刚才完成的两台手术是鼻内镜下翼管神经切断术，主要创新点有二：其一是理念的更新，即微创和神经免疫理论在鼻炎治疗中的具体应用；其二是从蝶筛隐窝进入蝶窦寻找并定位翼管神经，这样就避免了从中鼻道定位神经时因不熟悉局部解剖容易误入歧途甚至造成严重并发症的顾虑。接着，介绍了临床医生手术时需要注意的两个问题，一是术前的影像学检查和神经定位，同时顺便介绍了翼管神经的解剖分型和手术的关系（解剖要点）；二是手术时如何参照蝶窦腔的亚微结构（如蝶窦骨性突起等）定位神经，同时注意与腭鞘管鉴别（手术失误防范）；三是遇有蝶窦发育较好且蝶窦外侧隐窝较大的情况下，如果单纯经蝶筛隐窝难以暴露翼管，需要联合后筛径路（手术方法）。

但是任何一个手术，哪怕疗效再好，也一定要注意有的放矢。于是，采访过程中，话锋一转，进入手术适应证和禁忌证，先谈了顽固性鼻炎等适应证，同时也特别强调指出顽固性鼻炎合并哮喘时，一定要在哮喘控制后或平稳期再做手术以免发生灾难性的后果。最后提醒术者手术过程中要注意采取各种措施有效止血保证术野清晰。

由于注意了原则性与灵活性的结合，虽然次序有穿插和整合的调整（例如把"失误防范"、"解剖要点、切口、手术步骤等"进行了适当的"次序调整"），但丝毫没有省略出版社要求的八个方面的内容，相反经过这样的编排后内容更加贴近临床，更容易为广大的受众接纳。

可见，演讲是一项基本功，时时用得上，处处用得上。

标准与规范

—

浅谈慢性鼻窦炎的疗效评定

2013 年 1 月 3 日

慢性鼻窦炎是常见病，如何衡量治疗效果需要有个疗效评定标准。2012 年，《中华耳鼻咽喉头颈外科杂志》编辑部牵头组织发起慢性鼻窦炎诊疗标准的修订，我本人很荣幸参加了此项工作中有关疗效评定的部分。通过一起探讨，学习到许多新知识，对临床工作很有帮助。

慢性鼻窦炎的治疗，是个综合治疗的问题，单靠药物不一定总奏效，也不能一把刀独霸一个领域。这是治疗的理念。那么经过治疗后多长时间进行评定，如何评定，结果判定等，就成了关键。

注：笔者曾应邀参加由中华医学会组织的若干疾病标准的起草、讨论和制定，包括变应性鼻炎的诊疗标准、变应性鼻炎特异性免疫治疗的标准、儿童变应性鼻炎的诊疗标准、慢性鼻－鼻窦炎的诊疗标准。以下是笔者参与上述疾病标准的制定过程中的一些所思所想，汇集于此，供与大家交流。

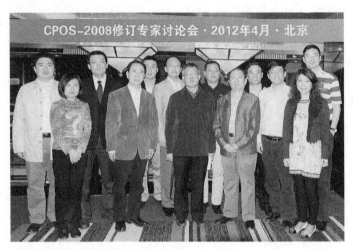

参加《慢性鼻窦炎诊疗标准》专家讨论会

（2012年，北京）

为此我们借鉴以往的工作成果并结合临床，规定短期疗效评定不少于 3 个月，远期疗效评定不少于 1 年。其依据是鼻内镜手术后术腔的恢复，特别是组织上皮化，最快也需要 3 个月，故短于此时段进行评定不能科学地反映手术后的情况。

确定评定的时间节点后，采用什么方法进行评定就成了非做不可的事情。三把标尺：评价一种疾病治疗的效果如何，需要依据不同的需要采纳不同的衡量标准，为此规定了三把标尺，即视觉模拟量表（visual analogue scale，VAS）、Lund-Mackay 和 Lund-Kennedy 三种评分系统。VAS 通俗易懂，使用方便，特别适合让病人自己动手完成；Lund-Mackay 评分侧重于影像学检查，需要一定的硬件支撑；Lund-Kennedy 评分侧重于内镜检查，具有浓郁的专科特色，也是比较适合临床的评定手段。具体应用时如何取舍应根据研究工作的需要决定。

结果评定采用以下术语：即病情完全控制、病情基本控制和病情未控制。考虑到同一疾病发生的具体原因可能有所不同及个体差异，用"控制"这样的表述比较符合临床。

需要重点强调的几个问题：

1. 其他的疗效评估手段　事实上除了新版标准规定的疗效评定标准外，目前一直使用的还有其他一些标准，比如鼻窦炎治疗结果的普适性量表（SNOT-20 or SF-36），由于该表包括8个维度的项目，基本反映了生理和心理等方面的内容。其中，鼻窦炎治疗结果的症状特异性量表打分法，即SNOT-20，基本包括了临床症状、精神心理和生活质量等方面，比较简捷实用。

2. 对合并呼吸道高反应性疾病的评估　同样是鼻窦炎，是否合并呼吸道高反应性疾病，其最终治疗效果可能相差悬殊，由此可见呼吸道高反应性疾病对鼻窦炎的影响。这样的病例不能跟通常意义上的慢性鼻窦炎的治疗效果等同对待。对于合并变应性疾病等呼吸道高反应性疾病者，应综合考虑其药物、特异性脱敏、手术等的治疗效果，即除按规定的评定标准进行评定外，还需要考虑治疗前后临床症状、体征、血清sIgE（特异性免疫球蛋白E）等的变化情况，建议综合参照变应性鼻炎的诊疗评定标准及变应原特异性免疫治疗的评定标准进行评定。对于合并非变应性疾病的呼吸道高反应性疾病者，如非变应性鼻炎伴嗜酸粒细胞增多症（nonallergic rhinitis with eosinophilia syndrome，NARES）、阿司匹林不耐受等，应该补充治疗前后相对应的指标，如NARES采用鼻分泌物涂片嗜酸粒细胞计数。

3. 对顽固性鼻窦炎的评估　研究提示临床还有一种类型的鼻窦炎，即所谓顽固性鼻窦炎，目前的研究虽然揭示了部分潜在的病因，但距离揭开其神秘的面纱为时尚早。在这样的背景下，如何处置这类的病例，也是临床非常棘手的问题，其疗效评定也不应该跟通常意义上的慢性鼻窦炎相提并论。鉴于部分顽固性鼻窦炎还涉及免疫学方面的内容，故建议对合并此类疾病者进行免疫学评估。众所周知，《欧洲鼻窦炎白皮书》最早是由欧洲变态反应与免疫学会起草颁布的，后来吸收了部分耳鼻咽喉科的临床医生参与修订并不断更新。由此不难看出，免疫因素是慢性鼻窦炎发病的重要环节，在此强调这一点的目的非常清楚，就是要唤起临床医生对慢性鼻窦炎的重视，不能就事论事，千篇一律地用一个模式治疗，一个标准评价。事实上，在许多免疫性疾病患者，鼻窦炎仅仅是伴随的疾病之一，根本的治疗应该是对因治疗，换句话说，鼻科医生的所作所为充其量是疾病整个治疗过程中的一个环节或手段，即便使用所谓功能性鼻内镜鼻窦手术（functional endoscopic sinus surgery，FESS）也不能过分夸大其疗效，因为至今没有因为手术而改变机体免疫状态的研究报告。

4. 免疫学评估　就现有的检查手段而言，目前临床常用的方法不外乎以下几类：一是对 T 细胞及其亚群数量与功能的评估，例如 CD3、CD4、CD8 检测；二是对 B 细胞数量与功能的评估，例如 CD19 检测，免疫球蛋白检测等；三是对补体功能的评估；四是对 NK 细胞功能的评估，例如 CD56/16 检测等。

由此可知，不加区分地机械按照所谓"规范"或"指南"进行一个模式的疗效评定，势必把一部分作为潜在病因的问题忽略，造成临床疗效的降低。所以把慢性鼻窦炎的疗效评定放在一个基本的框架之下，进一步考虑是否合并呼吸道高反应性疾病，是否合并顽固性鼻窦炎，是否存在免疫性疾病等，不仅科学严谨，且合乎临床的需要。

二

浅谈鼻内镜微创手术的规范

2008 年 9 月 3 日

作为腔镜微创外科技术的重要组成部分，鼻内镜微创外科手术近年来得到广泛应用。不仅应用于鼻腔鼻窦疾病，还拓展和延伸到鼻 - 眼、鼻 - 颅相关外科领域，有力地推动了医学的进步，为患者带来了福音。但不可否认，随着该项技术的日益普及，作为该项技术执行者的临床医师的资质、手术设备和手术规范等最终决定手术效果的因素日益引起重视。因此，鼻内镜技术在继续向纵深发展的同时，必须兼顾临床医师的规范化培训。

1. 如何认识鼻内镜微创手术　面对同样的病情选择不同的治疗策略，是临床医师司空见惯的事情，但其前提是不违背医疗原则。例如面对全组鼻窦炎伴鼻息肉的患者，如果只在门诊局部麻醉下用鼻内镜进行简单的鼻息肉摘除而不"纠"其根源，进入纵深的筛窦等彻底清除病灶，无论如何不能叫鼻内镜微创手术。又如，不问病情，千篇一律地在内镜下采用一个治疗方案，如低温等离子技术等，都违背内镜手术的治疗原则——清除病灶，恢复功能。

2. 鼻内镜微创手术为什么要强调资质　不少人认为腔镜技术，例如纤维鼻咽镜、喉镜等在耳鼻咽喉科的应用已有多年的历史，鼻内镜技术只不过是把普通腔镜"改装"后将其基本的技术"移植"到鼻部进行的手术而已。事实上，鼻内镜技术固然吸收并采纳了其他学科先进的腔镜技术的优点，但其核心的内容是对鼻腔鼻窦解剖结构的重新认识和定位（例如鼻道窦口复合体的概念），以及在此基础上发展起来的专门技术（例如 Messerklinger 技术）。以慢性鼻窦炎的治疗为例，可以设想，基于用传统观念对鼻部解剖的认识而进行的鼻内镜手术，和基于现代鼻部微创理念和技术的掌握而进行的鼻内镜手术，其根本的区别是：前者只将内镜当做照明设备和放大镜，而后者则以术前 CT 等影像学检查资料为参照，"有的放矢"地将影响鼻窦引流的关键结构予以"整形"（例如切除钩突、开放额隐窝等），同时配合微创填塞材料。可见，理念决定术式，术式决定疗效。因此要完成这类手术还必须经过严格的培训。

3. 分级手术的意义何在　以慢性鼻窦炎的治疗为例，如果系慢性上颌窦炎，仅需开放窦腔、获得有效的引流；但如果是复杂的鼻窦炎（例如涉及筛窦的骨质增生型鼻窦炎，即海口标准Ⅲ型），由于需要术中准确判断和定位细微的解剖结构以便彻底清理病灶，同时又不能无故损伤比邻的关键性解剖结构（如比邻眼球的眶纸板、比邻前颅底的筛顶等），因此对鼻内镜技术的要求就比较高，希望手术医师对鼻内镜的掌握熟悉到像自己的末梢神经被延伸了一样能够随时"感知"术野的 3D（三维空间），这显然就不是"一日之功"了。如果开展涉及鼻－眼、鼻－颅相关外科手术，那么其对术者的要求就更苛刻了。因此，既然手术有难易之分，执行手术的医师的技术水平又参差不齐，故提出手术分级的概念就是再自然也不过的事情了。

4. 为什么要强调设备　严格地讲，科学与技术既有联系又有区别。在科学理论引导下"催生"一项新的技术的诞生，通常必然伴随着完成此项技术所需的新设备的面世。使用鼻内镜技术完成鼻部微创手术要有相应的手术要设备，例如除了必备各种角度的鼻内镜以外，还必须具备切除钩突的黏膜刀，开放额隐窝的探针，剥离"蛋壳"样鼻丘气房的专用显微器械等。一个显而易见的例证是：如果拿着日常观察和实施直视手术的 0° 内镜，却想完成通常需要成角度内镜才能完成的额隐窝开放并进入额窦进行相关操作，不仅困难重重，还有可能损伤比邻结构。

但仅此还不够，必须要有配套的其他设备，如电动切割系统，有时还需要影像导航技术。电动切割系统的作用是准确切除该去除的病变组织，但对正常组织基本"毫发无损"。打个比方，电动切割器的作用就像用剃须刀刮胡须一样，强调"刮"而不是一根一根地"拔"。如果拿着鼻内镜做手术，但却是传统的或不完全配套的设备，其结果可想而知：打着"微创"的大旗，做着不"到位"的手术，最终的手术效果完全有可能不及传统术式。研究表明，由于手术创伤过大导致的鼻黏膜的不完全恢复，将出现功能不全的上皮组织，表现为鼻分泌减少，纤毛摆动减弱，这将直接影响手术的效果。

5. 术后换药　如果鼻内镜手术只注重前期的手术而忽视后期的换药，其手术的效果将大打折扣。以鼻窦炎为例，鼻内镜手术仅仅清理了影响鼻窦引流的解剖"障碍"，术后伴随着局部的恢复过程，一方面必然会出现疾病自然"转归"过程中特定的表现，如黏膜水肿甚至形成囊泡样结构，这时如不及时清理有可能

"继发性"形成新的囊肿，导致术后短期内的疾病"复发"；另一方面，伴随着术后的恢复过程，必然会出现一些"代谢"产物，如局部痂皮的脱落；还可能有其他情况，如比邻组织结构的粘连，这时如不及时清理和解除粘连，轻则影响鼻窦引流功能，重则导致已经开放的鼻窦口"重新"闭合，所谓"功亏一篑"。所以，不论医师还是患者必须重视术后换药。对一些比较复杂或疑难的病例，提倡术者与助手一起换药，以确保对一些关键解剖部位的处理，同时也便于"传、帮、带"。

6. 综合治疗　鼻窦炎的发病因素复杂，有些仅是鼻窦的解剖性引流障碍，对这样的患者只需清除"拦路虎"即可。即便如此，由于个体发育的差异，对手术也不可因为是"轻车熟路"就掉以轻心；但如果还合并喷嚏、鼻痒等过敏性因素，则必须在围术期进行健康教育和抗过敏的治疗，以确保手术的效果；还有一些少见的原因，如先天性纤毛不动综合征，或是先天性免疫球蛋白缺陷（如呼吸道分泌型 IgA 缺陷），对这类患者，无论如何，手术仅属于对症治疗，而非对因治疗，此点医患双方必须有"思想准备"，即手术仅仅是治疗的一部分而非全部。综合治疗的另一层含义是，就鼻窦炎而言，由于每个个体发病的原因不同，治疗的模式就有所变化，临床医师必须坚持个性化治疗的原则。例如，是否进行鼻中隔矫正术、是否考虑中鼻甲和（或）下鼻甲的整形、是否一概切除钩突等等，不一而足。

总体来讲，坚持鼻内镜手术的规范（这方面有大量的资料可供参考，也有手术视频可供学习），有助于医生自身技术的不断提高和完善（因为技术总在不断地发展和进步），有助于减少合并症甚至是致命的灾难性的后果（例如实施鼻内镜手术过程中损失视神经或导致脑脊液鼻漏等），有助于提高临床的疗效（手到病除的前提是手术确实解决了导致疾病的根本性的问题）。

三

浅谈变应性鼻炎诊疗标准中的手术治疗

2015 年 6 月 20 日

变应性鼻炎（allergic rhinitis，AR）是一种免疫性疾病，其本身或伴随其他疾病（如慢性鼻炎）出现的严重鼻塞和鼻溢不容回避；其次经药物或免疫治疗后这类症状无改善者，如何处理，也面临挑战。所以外科干预是选择之一。

外科治疗包括两种类型，其一是解除鼻塞，其二是神经阻断。两者机制和内容各不相同，前者是对鼻腔结构进行的所谓"调整"，比如对肥大的鼻甲做"整形"；而后者是针对管控鼻腔分泌的神经做文章。

外科治疗及疗效一直存在争议。解除鼻塞的手术，争议少。焦点在神经阻断术，关键问题有三：一是观念即是否需要手术；二是靶目标（如翼管神经）的解剖定位；三是途径及方法。

1. 关于手术类型　国内仅"兰州标准"提出下鼻甲部分切除术；"武夷山标准"提出三条手术适应证。国外 ARIA（"变应性鼻炎及其对哮喘的影响"，2008版）、日本标准、美国标准（均为 2014 版）都提及 AR 的手术治疗。

这些手术概括起来主要是三方面：①治疗鼻塞为主的鼻甲手术。②矫正鼻腔解剖变异的手术。③阻断鼻黏膜副交感神经的手术。

2. 关于具体手术名称。解除鼻塞的手术，主要是下鼻甲手术，包括下鼻甲成形术、下鼻甲骨折外移术和鼻中隔矫正术等；矫正鼻腔解剖变异的手术，主要是鼻窦开放、鼻息肉切除术等。

下鼻甲成形术旨在减少鼻甲体积，拓宽鼻腔。提倡内镜下单独完成或联合使用动力切割系统完成。术式主要有以下三种：①下鼻甲部分切除术：适合于下鼻甲黏膜肥厚、息肉样变或骨质黏膜均肥厚者，内镜下切除下鼻甲游离缘下

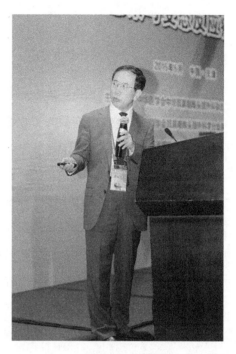

在全国鼻科会议发言（2015年，天津）

1/3～1/2黏膜或黏膜和骨质，或电动切割器辅助的下鼻甲部分切除术可将切割器插入鼻甲隧道内进行精确切割。②下鼻甲骨折外移术：骨折下鼻甲骨并向鼻腔外侧壁方向由内上向外下"移位鼻甲"，以拓宽鼻腔通气道。③下鼻甲黏骨膜下切除术：沿下鼻甲前端游离缘做纵向弧形切口，内镜下掀起黏骨膜瓣，在下鼻甲骨两侧与骨膜之间分离，直至下鼻甲后端，充分游离切除下鼻甲骨，复位黏骨膜瓣，缝合切口。

3. 神经阻断术　鼻腔神经阻断术是指阻断支配鼻腔的副交感神经以期降低黏膜敏感性和减少鼻黏膜分泌。术式主要有以下四种：①岩浅大神经切断术，目前较少使用；②筛前神经切断术，筛前神经是三叉神经眼支的终末支之一，为混合纤维，其中含副交感纤维，分布于鼻中隔和鼻腔外侧壁前部，多在鼻内镜下完成；③翼管神经切断术。

翼管神经切断术由Golding-Wood于20世纪60年代率先开展，经历了经上颌窦、经腭、经鼻中隔和经鼻腔径路的演变，目前主要在鼻内镜下经鼻腔径路完成。翼管神经切断术的理论基础是神经调控与免疫的关系。

解剖及影像学将走行于蝶窦底的翼管分为三型：Ⅰ型为完全突出于蝶窦腔；Ⅱ型为部分突出于蝶窦腔；Ⅲ型为完全包埋于蝶骨体内。

翼管神经切断术的手术方法，目前主要采用内镜下经鼻腔径路完成，归纳起来主要是经中鼻道和经蝶窦两种。按照"单侧手术，双侧受益"的手术模式，虽然仅在一侧手术，但可获得与双侧手术类似或接近的效果。

翼管神经切断术后部分患者出现干眼，一般在术后半年左右缓解。少见的并发症还有蝶腭动脉出血、上腭面部麻木及眼球运动障碍甚至失明等。预防的办法是术中及时正确止血；精确辨认翼管神经，勿损伤上颌神经；手术始终在眶外进行。

最后要提及"鼻后神经切断术"。源于翼管神经的节后副交感神经分为支配泪腺和支配鼻腔的两个分支，即鼻后上神经和鼻后下神经。鼻内镜下经中鼻道和下鼻道完成神经切断术。这个手术据说是日本学者近年来提出的。

总体来讲，外科干预要在个性化的前提下坚持如下原则：一是掌握适应证，二是充分的评估（包括疾病严重程度评估和心理评估），三是微创。

建议把手术分不同的级别，分别由相应资质的医生完成。第一级是下鼻甲成形术；第二级是鼻中隔矫正、鼻窦开放术；第三级是筛前神经阻断术；第四级是翼管神经切断术。之所以这么分级，其道理还是那句话：要循序渐进，避免发生严重并发症。

学科建设，主任走前

——谈谈科主任在学科发展中的作用

医院的主要任务是救死扶伤。作为医院主导产业的临床科室的工作质量是医院发展的关键，而作为执行医院政策、带领科室发展的枢纽之一，科主任在学科建设中起着不可或缺的作用。贯彻以人为本的原则就是要首先充分发挥科主任的作用。科主任自然应当成为本学科的专业骨干和权威人士，但仅此还远远不够，还应当在管理理念、管理方法等诸方面走在前面。

1. 科主任应当在哪些方面走前　科室建设和学科建设的内涵不同，前者主要指较为单纯的临床技术和设备等，而后者还包含科学研究、学术交流、人才培养等孕育创新机制的许多环节。这也是大学附属医院与其他医院的区别所在。为此，科主任应该在完成好临床本职工作的同时，注意超前思维，并在以下几个方面走前。

（1）诚信：有人问"面对虔诚的基督徒和优秀的商人，应当怎样打交道"，回答是：诚信为本。由此延伸一步，科主任首先应当是大家敢于信赖和值得信赖的人，也即必须说实话，办实事。

（2）自信：自信不等于傲慢自大。科主任的自信表现为有勇气敞开胸怀，接受有意义的变动和新的思想，使自己能跟随时代的脉搏，不至于做出错误的决策。

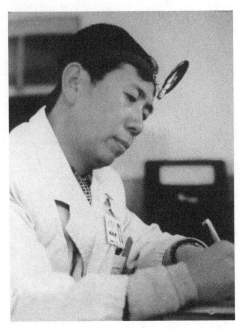

一丝不苟（2002 年，太原）

（3）定调：一般地讲，科主任工作的力度往往决定着科室工作的力度。人们常说"名师出高徒"就是这个道理。"长江学者奖励计划"不惜重金选聘学科带头人就是这一思路的具体体现。因此，科主任应当为其所在科室确定工作的基本思路和策略，充分体现科室个性化管理的特色。

（4）海纳百川：科主任应当像一块海绵能够吸收并改进每一个好的建议或思路，最终使集体智慧最大化。要特别注意吸收不同的观点和建议，避免孤陋寡闻，一意孤行。

（5）不拘礼仪：这不同于西方人习惯的直呼其名。科主任有责任营造一个宽松、民主的环境，让好的主意（idea）能从各个不同的角落涌现出来。为了营造这样的环境就必须从制度上予以保证，坚持原则面前，人人平等。

（6）尊老爱幼：没有一个人是一迈出大学校门便成为教授，即使诺贝尔奖获得者也是经过了老师的培养后取得的，故应明白"滴水之恩，涌泉相报"之道理。教授是国家的财富，是医院发展的历史见证人，故对老教授这一群体的管理应掌握一个"宽"字，但这并不等于不掌握原则。同时年轻人是科室和医院未来可持续发展的主力，并且正处于学习提高的关键阶段，故对年轻人应本着关爱的精神予以正确引导，要严格要求他们，帮助他们制定合理的学习和培训计划，使其在正确的轨道上向前迈进。对这一群体的管理应掌握一个"严"字。

2. 团队合作与科室文化 好的学科带头人固然重要，但更要知道"人心齐，泰山移"的道理。在科主任走前一步的前提下，还应当充分调动科室大多数成员的积极性，注意协调和理顺各种关系，为科室的可持续发展奠定基础。模范的团队必然是积极进取，刻意求新，但仅此还不够，还应当适时引导大家学习市场经济理论，注重创新和创意，使科室永远立于不败之地。中国参与的国际人类基因组计划和水稻基因组全部测序工作的完成，既体现了中国科学家的团队合作精神，也为中国走向世界并在世界科学领域发挥作用起到关键作用。

何为科室文化？其实，科室文化就是科主任及其所在科室共同营造的一种工作理念和工作氛围。这里首先要注意科主任的工作理念，因为队伍总是紧随旗帜。从某种意义上讲，科主任的工作理念就是全科工作的理念。科主任在管理和专业技术方面均应成为旗舰，这样才能带领大家前进。积极向上的科室文化倡导通过多种途径提高成员的综合素质（如学习临床医学的医务人员应当学习人文社会科学知识，借以提高工作的质量等）；爱岗敬业，钻研技术，开拓创新，真正把工作当做事业，当做生命的一部分或延续，以通过劳动为社会创造更多的财富和价值而感到骄傲。

3. 借鉴企业管理模式，充分利用"活力曲线"的规律 作为一个科室管理者应当学习一些现代企业的管理模式，如关于人才流动的"活力曲线"规律。美国GE公司总裁管理公司的一个绝招就是充分利用"活力曲线"的规律，最大限度地发挥人力资源，从而发挥最佳的功效。所谓"活力曲线"（vitality curve）指：任何一个团体，其60%为优秀者，是团队的主体，他们的工作水平决定团队的整体水平；其余20%为特别优秀者，是团体的决策者（decision-maker）和领导核心；另外20%处于团队的下游，他们的去向分为离队或进入60%。上述三个部分的成员处于不断的动态变化之中。为了杜绝任人唯亲达到三个部分的合理流动，公司还相应制定了许多制度从客观上使各个层次的管理者按照原则办事。

与公司CEO相比，科室主任在充分体现人文关怀的同时，应当对科室成员提出严格的要求。优柔寡断、一团和气应当为科主任所摒弃，而代之以刚正不阿、是非分明。敢于按照原则办事，敢于承担风险，应当成为科主任的独特魅力。

除了上述关于人才流动的"活力曲线"规律外，科主任还应当学习一些人文科学方面的知识，比如经济学、伦理学、社会学、人类学、哲学、美学、逻辑学、心理学等，借以提高自身素质，提高管理水平，为保证完成科室各项工作而努力。

校报——我的良师益友

2003 年 2 月 1 日

我是 1978 年恢复高考招生以后第二年考入山西医科大学（即原山西医学院）学习的，此后除了在外短期学习和工作外，就一直在学校和第二医院工作、生活，亲眼目睹了学校的变化，对校园的一草一木和一砖一瓦都感到特别亲切，这些无言的事物似乎变成了校园友情的象征。校报作为一种重要的媒体，从它的诞生之日起就记录了人们注意到或没有注意到的内容，是校园历史的见证人。我从初识校报到每期必读，将校报融入了我的工作和生活，校报已经成为我的良师益友。

说到校报，还得从我在外校读书时的一段经历谈起。我于 1992 年考入原湖南医科大学（现更名为中南大学湘雅医学院）攻读博士学位。期间一次偶然的机会，我看到了原湖南医科大学校报上刊登的内容，如重点教研室介绍、新增博士生导师介绍、申报国家自然科学基金情况介绍等。我立刻被这些精彩的内容所吸引。从那时起，我便把阅读校报当做了解学校的一个窗口，争取把每一期校报都浏览一遍，遇有自己感兴趣的内容便等到大家都看完后裁剪下来，妥为保存。至

注：2003 年 3 月 5 日，恰逢《山西医科大学报》发行第 500 期。我应校报编辑部邀请，为该报"春华秋实"栏目撰写了此文。

今，我还保存着当年从校报上裁剪下来的内容，如学校十大优秀教师先进事迹介绍、国家重点实验室——医学遗传实验室介绍等等。我对我的博士生导师、著名耳鼻咽喉头颈外科专家陶正德教授最初的较为全面的了解，正是基于校报上对他医疗、教学、科研等事迹的一篇介绍性短文。

我于 1995 年夏博士毕业回到我的母校工作以后，经常将自己的感想、体会等以文字形式投寄并发表于我校的校报。在 6～7 年以前，限于当时我校图书馆藏书量小、外文杂志偏少、上网查询不便等原因，我自费到北京解放军医学图书馆查阅资料。如我所料，此次赴京获得了急需的部分科研资料，例如我对鼻腔蝶腭动脉与蝶窦前壁的解剖学关系的深刻了解，就是基于一篇图文并茂的外文文献。但让我始料不及的是来该图书馆查阅资料者，既有像我这样的青年学者，也有白发苍苍的老教授和研究员，后者一丝不苟、刻苦钻研的精神对我触动很大。我回到学校后很快便把此次赴京查阅资料的感想以"赴京查阅资料的一点感想"为题写成短文并在校报发表，对提倡严谨治学、端正学风起到了积极的作用。

针对学生临床实习中如何衔接理论与实践的问题，我以"临床实习中应注意的几个问题"为题，将学生实习中遇到的问题，简明扼要予以叙述，对学生实习起到了积极的作用。以"慢性鼻窦炎"的临床表现为例，虽然"鼻塞、脓涕、头痛、嗅觉减退、视力障碍"为该病的共同特征，但这些特征是临床医生通过大宗临床病例的综合分析后得出的带有普遍性的问题，临床工作中遇到的具体的每一个此类患者可能仅有其中的一个或几个特征，而不一定是全部特征。如果拿课本理论"生搬硬套"，不注重"一般"与"个别"的辩证关系，则无法跳出理论的束缚，进而完成临床实习。这篇文章刊出后很受学生的欢迎。

1998 年，我有幸得到国家留学基金委的资助远赴美国深造，期间我在工作之余将所见所闻写成数千字的"国外见闻"，寄到校报并得以发表，对拓宽学生视野、促进学术交流提供了有益的启示。

笔者在《山西医科大学报》发表的文章

　　作为三级甲等医院和大学附属医院的一名医生，我深知"学海无涯"，临床工作需要精益求精。近年来我及我所在的科室适应形势发展的需要，开展了较多的新工作。为了及时向领导和老师及同道们汇报，每完成一次手术的革新或引进一项新技术，我都写成短文在校报发表，如利用鼻内镜微创技术的理念和方法陆续开展了"慢性鼻窦炎微创手术"、"经鼻泪囊造孔术"、"视神经管骨折减压术"、"鼻腔脑膜脑膨出切除及脑脊液鼻漏修复术"等等。从另外一个角度讲，这些类似科普的文章对扩大校报的权威性、提高校报的档次起到了一定的作用。

　　校报除了刊登时政新闻之外，还有许多精彩的内容。我个人比较喜欢有关科研和临床及教学方面的内容，如学校重点实验室、重点科研方向、重大科研项目以及这些实验室和研究方向的学科带头人的介绍等。校报对生理教研室乔健天教授、病

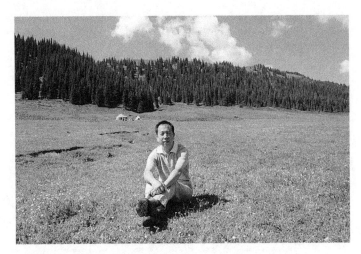

吸取大地精华　拓展工作思路（2009 年，新疆）

理生理教研室韩德伍教授、统计教研室何大卫教授等的介绍就非常吸引读者。

　　大学毕业 20 年宛如一刹那，我在各级领导、老师和同道们的关心和帮助下完成了从住院医师向主治医师、副教授及教授的跨越式发展，2002 年又荣幸地成为华中科技大学同济医学院兼职教授和博士生导师。这些成绩的取得与校报的关心和爱护是分不开的。校报编辑部的人员，虽然由于新陈代谢的规律几经更换，但不为名利、甘于奉献、严谨科学的工作作风代代相传，为办好校报、宣传学校发挥了不可或缺的作用。为了不辜负编辑部的期望，我在动笔之前，尽量先行充分构思，再将初稿进行反复推敲，直到自己无法修改，如果有可能还要请身边的"笔杆子"审阅。一次为了几个我搞不懂的语法问题，我曾经将一篇文章寄到我读中学时的一位特级语文老师那里，请他帮助修改。文章在校报发表后，我一般都要拿着刊出的文章与原稿对照，从中发现编辑部老师的"妙笔"，以便于今后的提高。日积月累，我在撰写这些看似不登大雅之堂的"豆腐块"的同时，语文水平得到很大的提高。我将一如既往继续关注校报的发展，像撰写医学论文一样撰写高质量的文章投寄校报，为我校的腾飞发展贡献绵薄之力。

访美见闻

一

留学心得

1999 年 1 月 17 日

1998 年 9 月，我受国家留学基金委资助，以高访身份来到美国加州大学圣迭戈分校（University of California, San Diego, UCSD）医学院耳鼻咽喉科，开始为期一年的博士后研究。加州大学共有十所分校，UCSD 是其中之一，位于风景秀丽的圣迭戈市，由 5 个学院组成，学生逾 10 万，其生物医学在全美领先。

闯"语言"关

来美国工作和生活首先要解决"有口难言"之虞。听、说、读、写是学外语必须闯过的四个关，其中又以听、说尤为重要。听、说的能力怎么样，将在一定程度上影响你工作的质量。准备来美国的人，如访问学者、博士后等，大都学过英语或经过了英语培训，有些人还参加过 WSK（外语水平考试）。但真正的试金石是你来美国后能否在短期内适应环境，开展工作。美国是个移民国家，除了那些在美国土生土长讲一口流利英语的美国人之外，"半路出家者"（如移民等）亦为数不少，后一部分人讲英语时通常有一些"母语"的发音，如有不少人操着西班牙语的腔调讲英语。对于不是以英语为母语的中国人来说，听标准、纯正的英语尚有困难，听这些"南腔北调"式的英语，其难度就可想而知了。一个典型的例子是接电话或打电话，有时费尽周折却徒劳无益。有些人认为，听、说略差些没关系，反正阅读是中国人的强项，似可弥补听、说方面的缺陷，其实这也是相对而言。一次，一位朋友收到律师寄来的一封信，当提及一起交通违章的处理情况时用了"pending commutation"这一短语，并注明 $250。起初，请教了很多人（包括美国人）都认为应寄去如数的 check（支票），但后来才了解到"pending commutation"是悬而未决之意。只是提醒作用，并非催促付款（这类款一般由保险公司支付）。可见，想在美国生活又少出差错，的确需要了解多方面的背景，单靠记几个单词无济于事。

怎样尽快适应国外的生活呢？建议：

（1）尽量争取机会多听、多讲，听外国人用英语讲课，收看英文电视，看原版英文电影，去"英语角"都是很好的学习途径。

（2）多阅读，读英文原版小说或学术专著，可从中获得生活中许多有用的词汇及其表达方式。外国人开玩笑，逗得大家捧腹大笑，唯独我们自己笑不起来，说到底主要是对英文了解不透彻。

（3）出国后选美国人做房东或室友，虽略多花些钱，但也学到很多。

（4）找机会与美国人交谈。实验室或医院的同事、患者，甚至街坊的小朋友都是很好的交谈对象。交谈的重点在听，以便模仿。如：美国人说结婚较晚，年纪较大才有孩子，常常会说"I start life late"。有些字词似曾相识，但却未必知道其真正的含义和区别。如 salary 和 payment，中文字面意思是"薪金"，其实前者更接近我们所说的每月定期发放的工资，后者更像是"酬劳金"之类的东西。

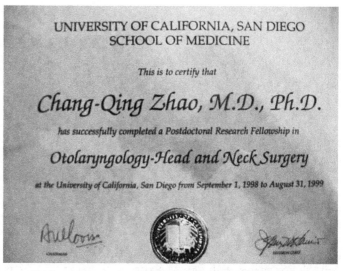

笔者在美国深造获得的博士后证书（1999）

又如 holiday（法定的节假日，如新年）和 vacation（个人休假）等。还有一些英文表达，在中文字典里很难找到相应的译名，如：西文期刊中常辟出专版介绍本专业的动态，这个专栏就叫 State of the Art。什么意思呢？请教美国教授后才知道是表示"最新最好的技术与方法"。

谈谈医学院校的教育和医师培训

欲进入医学院学习，须先完成 4 年制的普通高校的学习，然后参加医学院入学考试（medical college enrollment test, MCET）。在美国，医生受人尊敬、赚钱多，报考者亦较多。竞争很激烈，据"UCSD 关于 1998 年度医学院新生录取工作总结"透露，录取新生要兼顾 MCET 成绩及生源的多样性。被录取者来自五大洲，有各种肤色。据说，爱好多、兴趣广泛以及有多种不同的生活背景者录取机会明显增加。美国人认为，差异越大，越容易碰撞出智慧的火花。一位美国官员曾说过："It is diversity that makes America develop"（差异促进了美国的发展）。进入医学院校的学生，统称 graduate，大致相当于我国的硕士研究生。研究生课题自己定，自己做，基本是独立完成。完成医学院 4 年的学习，通过全国统一考试后便开始为期一年的实习（叫 internship）。一般在毕业前一年开始找接收 internship 的医院，须花许多时间自己申请，请导师写推荐信，然后附上自己的成绩单，寄往有关医院，等接到面试（interview）通知后再去"赴约"。今年，我所在的 UCSD 医学院耳鼻咽喉科共有 200 余人报名竞争 internship，最终经过层层选拔，只录取了 2 人，可谓"百里挑一"。

科研概况

以医学院为例，每个科都有实验室。其负责人可以是科主任，亦可以是其他人。实验室负责人（叫 principal investigator，PI）大都是 PhD，经层层选拔应聘上岗，科研成绩突出。PI 的主要职责之一是写 grant（科研申请）、撰写论文，grant 及发表论文的多少是衡量 PI 工作业绩的指标，且与提拔晋升密切相关。所以每个 PI 的工作压力都很大。人们形象地把这种情况描述为"PhD，Press，or perish"（意为博士学位＋论文，否则就完蛋）。美国的科研条件确实世界一流的。以图书馆为例，电脑林立，借助馆内联网和国际互联网，天下大事，尽收眼底。真是"秀才不出门，皆知天下事"。由于馆内藏图书全部入网，故可以非常迅速、准确地找到需要的资料。此外，打印拷贝、传真亦很方便。一般凭 copy card 即可。有些地方是 free copy & printing（免费拷贝及打印）。当然，一流的设备必须要有先进而科学的科研构思方能最大限度发挥其作用。

说到科研，不能不提及动物实验，这里的动物管理机构叫 Veterinary Medical Unit。一般新来的研究人员都需到此注册、登记及培训，培训内容包括一般的比较解剖学，生理学及实验观察与记录，配有文字材料及录像带，使用动物需要提前一周提出申请，经审核同意后才能使用动物。实验期间如有特殊要求（如禁欲、禁食等）可提前下"医嘱"，有关人员将照章办事。动物中心的工作人员很负责，经常巡视各个动物室，发现问题会随时通知有关人员，并附贴较为详细的报告（叫 Health Report），陈述发现的问题，分析可能的原因，并提出处理措施或建议，研究人员有问题可随时请教（包括节假日）。一次，我忘记在动物笼上贴"post-DP"（手术后）标签，第二天便收到了 health report。这种尽职尽责的精神令人钦佩，参与动物实验及管理科学训练是一个重要组成部分，对于研究生来说尤为重要。

怎样看病

大多数医院实行就诊预约制，由于多数人交医疗保险金，故门诊看病只需支付很少一部分费用（叫 co-payment）。医疗保险由个人或所在单位交纳，因保险金额相差悬殊，相应的由保险公司承担的费用（叫 medical coverage）也截然不同，这也就决定了你就诊医院的级别，如不缴医疗保险金而生病就医，就只好自认倒霉。以内耳耳蜗植入术治疗重度耳聋为例，且不谈手术及其他费用，仅耳蜗植入就需花 20 000 美元。门诊或住院病例统一存放在医院，在不同的医院，或不同的州看病，依照患者或医生的请求，可函调或传真这些医疗档案，经门诊筛选决定手术后，患者于手术当天按预约到达指定地点。术后大多数人只在恢复室留观几小时，然后回家，定期门诊随访。像"全麻乙状窦径路听神经瘤摘除术"

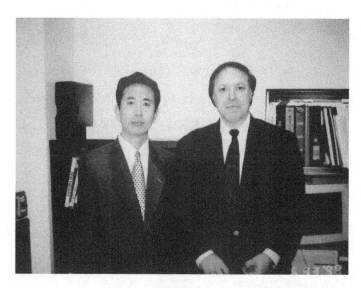

笔者与美国加州大学圣迭戈分校耳鼻咽喉科主任
Jeffrey P. Harris 博士合影（1998 年，美国）

等类似的大手术亦至多在 ICU 住一天。患者看病总想找名医，所以总是点名手术，但每个人都有动手的机会（他们叫 team-work，就是团队精神），这实际就是"传、帮、带"。"一把刀"的霸道作风不受欢迎。借助先进的设备及一流的技术，耳外科医生巧夺天工，可以在 2～3 小时之内将中耳镫骨切除，并植入一长 4mm，直径不足 100μm 的人工镫骨，使患者重建听力，恢复自然。

写于美国 San Diego

二

美国加州大学圣迭戈校区医学院耳鼻咽喉科简介

1999 年 6 月 5 日

美国加州大学圣迭戈校区（University of California, San Diego, UCSD）是加州大学九所校区之一，位于美国西海岸风景秀丽的圣迭戈市，由五所学院组成，学生逾 10 000。医学院耳鼻咽喉科有医生 20 余名，其中美国外科学会理事（Fellowship of American College of Surgeons, F.A.C.S）3 名，专业范围涉及耳外科及听力重建、鼻外科及鼻内镜手术、头颈肿瘤外科、颅底外科、睡眠呼吸障碍等。每位教授领衔定期在不同的医院出门诊及参加手术（国内正在逐步尝试这种所谓的"多点执业"）；实习医生及住院医生实行门诊、病房及不同医院之间的轮换制。科主任是耳外科及颅底外科学界后起之秀 Harris 博士，他兼任美国耳科杂志等数种杂志的编委，曾发表长篇论著：脑及内耳的基本免疫机制（Harris JP, Ryan AF. Fundamental immune mechanisms of the brain and inner ear.

Otolaryngol Head Neck Surg. 1995,112(6):639-653.)。

以下就临床（重点介绍耳外科，兼顾颅底外科）及科研予以简介。

1. 耳外科及颅底外科主要介绍外耳道成形术、耳甲腔成形术、乳突切除术、鼓室成形术、激光辅助镫骨外科、外淋巴漏修补术、电子耳蜗植入术、梅尼埃病的外科治疗（内淋巴囊减压及分流术、前庭神经切除术）、听神经瘤切除术等。另外，激光技术、术中生理功能及图像的自动同步监控等使耳显微外科达到了前所未有的水平。因篇幅所限，只介绍关键技术。

（1）外耳道成形术（canaloplasty）：可选耳内切口或耳内切口＋耳后切口。手术以达到在显微镜或额镜下可直视鼓膜大部为度。如外耳道皮肤难以保留时，应收取裂层皮片覆盖裸露的创面。

（2）耳甲腔成形术（meatoplasty）：手术的关键是切除一块月牙形的足够大小的软骨，术后以能容纳示指为宜。

（3）乳突切除术（mastoidectomy）：结合鼓室成形术使用 TORP（完全人工听骨成形术）或 PORP（部分人工听骨成形术）。一般在鼓室的咽鼓管开口及圆窗之间置一肾形的硅片，以免术后中耳粘连。

（4）激光辅助镫骨外科：主要是镫骨切除术（stapedectomy）。用 Argon 激光（0.1s，输出功率0.4～0.7w）分别切断镫骨肌腱及其后弓。植入物目前多用 Robinson 型或 Fisch/McGee 型。应确信其长度适合。只要有手术适应证，以早期手术为宜。关于镫骨切除术的中长期效果，Shea 报告从 14,449 例中抽取 5,444 例分析，以语言频率气、骨导差消失或 < 10dB，言语识别率下降不超过10% 作为手术成功的标准。分析显示，术后1年、2～5年、30年以上的效果分别是95.1%、94.7% 及 62.5%（Shea JJ. Forty years of stapes surgery. Am J Otol. 1998,19(1):52-55.)。再次行镫骨手术（revision stapedectomy）发现的较常见的问题是植入物偏离底板及砧骨长头坏死。

（5）外淋巴漏（perilymph fistula）修补术：只要病史典型，又能除外其他的病因，即可手术探查。可常规在圆窗区放置软组织，以期封闭"漏"孔。在手术显微镜下的放大观察，即使确有漏孔存在，亦未必都能发现外淋巴漏。

（6）电子耳蜗植入术：采用 Clarion AB-5100 L/R 耳蜗植入器（ICS），插入耳蜗之前用便携式检测器（PCIT）AB-6250 型检测，确保 ICS 功能正常。术后4～6 周调试、安装外部装置（微音器、言语处理器）。应用电脑程序调节言语处理器编制及发送的电脉冲，以便"因人而异"，获得最佳的听觉效果。法律规定：18 个月以上的儿童即可做这种手术。

（7）梅尼埃病的外科治疗：梅尼埃病眩晕的外科治疗主要是化学性迷路切除术（chemical labyrinthectomy）、内淋巴囊分流术（endolymphatic sac shut surgery, ESSS）及前庭神经切除术。ESSS：耳后切口、确定 Donaldson 线。内淋巴囊一般位于该线下方的硬脑膜表面，但其位置、大小、颜色与病程有一定关系，即病程越长，病变越严重者，其内淋巴囊越偏离 Donaldson 线，而更靠近后半规管及颈静脉球部（Yazawa Y, Suzuki M, Tanaka H, et al. Surgical observations on the endolymphatic sac in Meniere's disease. Am J Otol. 1998,19(1):71-75.）。确认内淋巴囊后，切开探查，置入 T 形或肾形硅片，以利引流。未确认内淋巴囊之前，勿做切口，以免误切硬脑膜，造成 CSF 耳漏。据研究，ESSS 的效果与内淋巴囊切除术、乙状窦－内淋巴囊广泛减压术类似（① Welling DB, Pasha R, Roth LJ, et al. The effects of endolymphatic sac excision in Meniere's disease. Am J Otol.1996,17(2):278-282；② Gianoli GJ, Larouere MJ, Kartush JM, et al. Sac-vein decompression for intractable Meniere's disease: two-year treatment results. Otolaryngol Head Neck Surg.1998,118(1):22-29.）。

（8）前庭神经切除术（vestibular nerve resection）：乙状窦进路，先完成开颅术，充分暴露进入内耳道的神经。进入内耳道的面神经与位听神经在其行径中发生"旋转"，故即使在内耳道内，前庭神经的位置可能因选取的平面不同而变化。切除的组织应送做病检。

以上是有关临床手术的所见所闻。其实，门诊也很值得一提。首先是其预约制度，所有病人均有相关医疗单位和专家转诊介绍而来，必须预约。其次是问诊等准备工作，每个病人都有一位护士或助手帮助询问病史，建立资料夹，有时候还需要做一些辅助性的检查。大部分的检查不需要到医院的其他楼宇，避免病人来回奔波。最后一关是专家检查，坚持"一病、一医、一诊室"，每位专家有几个单独的诊室，这个诊室的病人检查完毕，接着到另外一个诊室开始下一个病人的检查，各个诊室轮换使用。一般情况下一位专家都有1～2位助手帮助局部喷药、清理或记录病历。专家的主要作用是基于综合情况分析的决策，有时候也做一些操作，比如内镜检查、耳镜检查等等。遇到病史不太清楚的地方，专家干脆拿起电话直接联系病人原来就诊医院的同行。虽然准备工作繁琐，但却比较充分，所以专家的工作效率很高。

2. 关于科研　现设有内耳免疫、基因缺陷与听力减退、嗅觉障碍、头颈肿瘤癌变机理四个较大规模的实验室。内耳免疫实验室目前正在进行的项目包括：年龄相关性听力减退的发病机制，内耳免疫与听力减退。关于前者，老年性聋是研究的焦点，利用人体标本研究不同年龄内耳组织细胞内线粒体DNA突变（mtDNA）及其与线粒体DNA编码蛋白——细胞色素氧化酶之间的关系。关于后者，正在对豚鼠内耳免疫模型进行化学干预的尝试，以期减弱或阻断内耳免疫反应，改善或恢复内耳功能。

基因缺陷与听力减退是听觉研究的又一个热点问题。利用重组腺病毒载体成功地将β-galactosidase基因"转染"（transfection）至新生（p5）大鼠Corti器及螺旋神经节细胞，发现在内、外毛细胞及神经节细胞可大量表达。该研究对于应用重组DNA治疗内耳毛细胞退化以及应用腺病毒载体进行基因治疗提供了广阔的前景（Dazert S, Battaqlia A, Ryan AF. Transfection of neonatal rat cochlear cells in vitro with an adenovirus vector. Int J Dev Neurosci. 1997,15(4-5):595-600）。

目前至少已经克隆、定位了 40 余种与听力缺陷相关的基因位点（Avraham KB. Hear come more genes.Nat Med. 1998 Nov;4(11):1238-1239.）。内耳发育的完善是多种转录因子（transcription factor）协同作用的结果。引起听力缺陷的 I 型 Waardenberg 综合征（WS- I），实际是由于转录因子 *PAX3* 基因突变所致。借助染色体定位及基因连锁分析，现已准确地将 WS- I 的 *PAX3* 基因定位于 2q37 附近的 *ALPP* 基因区。与包括 Corti 器在内的感觉神经发育密切相关的转录因子主要是 Brn-3 族，内含 Brn-3.0、Brn-3.1 及 Brn-3.2 共三个成员。利用原位杂交的方法证明，Brn-3.1 存在于小鼠胚胎期（E14.5）的 Corti 器内、外毛细胞。利用基因敲除技术（knock-out）制作 Brn-3.1 裸鼠模型，发现内耳毛细胞全部缺失，ABR 无应答，说明 Brn-3.1 与内耳发育有密切的关系（Ryan AF. Transcription factors and the control of inner ear development. Semin Cell Dev Biol.1997 ,8(3):249-256）。

以下两个网址有助于获取关于听力缺陷基因及其相关编码蛋白的资料。

1）http://dnalab-www.uia.ac.be/dnalab/hhh.html

2）http://genome.wustl.edu/gsc

科研工作的重要性可以从其布局和人员安排可见一斑。在独立建制的耳鼻咽喉科名下有相对独立的实验室，每个实验室都有 PI，就是牵头进行科研的学科带头人。这些 PI 有时候临床、科研"双肩挑"，有时候则一门心思就做科研。这些 PI 的主要任务就是申请课题、撰写论文、参加会议等。科室经常组织学习，住院医师、教授都登台做报告。常常还可以听到应邀前来做学术讲座的外国学者的报告。由于大家都重视科研，所以能够推陈出新及时推出新的理念、技术等，对临床起到了极大的驱动作用，这也是科研紧密结合临床的典型案例。

（致谢：Ryan 及 Keithley 博士提供部分资料；湖南医科大学湘雅医院　陶正德教授　审校）

研究生培养

研究生培养要求

提纲

一、科学素养

1. 科学素养；2. 科学素养的测量。

二、学术论文

1. 课题设计与创新；2. 动手能力；3. 提炼实验研究的结果；4. 学术交流能力。

三、临床技能

1. 诊断思维；2. 急诊处置；3. 常见疾病的手术；4. 少见或罕见疾病的辨识与处理；5. 灾难性手术并发症的预防与处置；6. 医疗法律法规。

四、其他方面

申请科研基金，制作幻灯，审阅论文，撰写科普文章，参加学术会议等。

科学素养

1. 科学素养（scientific literacy） 指能运用科学原理和方法解释或处理生

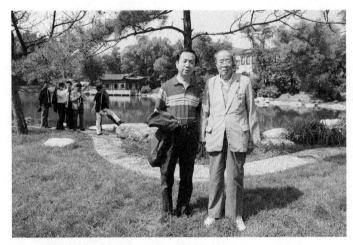

与研究生导师吴润身教授合影（2009 年，太原晋祠）

活和工作中的常见问题，其重点在于对科学的态度，观察和思考问题的科学性，以及批判精神。

2. 科学素养的测量　美国 Miller 提出的科学素养三维度模型（three constitutive dimensions model）已成为世界上包括中国在内进行成人科学素养测量的基础。美国科学促进会（the American Association for the Advancement of Science，AAAS）、国家科学院（the National Academy of Science，NAS）以及国家科学基金（the National Science Foundation，NSF）等对推动公民科学素养起着主要作用。AAAS 从 1985 年开始发起了一个旨在通过长期的科学教育提高全美民众的科学素养的计划，即著名的 2061 计划（Project 2061）。

AAAS 通过对一个具有科学素养的人（a scientifically literate person）的描述来界定：一个有科学素养的人，"知道科学、数学和技术是相互联系的人类智慧的创造物，伟大但仍有局限；明白科学中的一些关键性概念和原理；对世界和自然了解，并认识到世界的多样性和统一性；在个人和社会生活中，能运用科学知识和科学的思考方式。"

NAS 表达了以下观点："科学素养是人们在进行个人决策，参与社会、文化和经济事务时所需要了解的科学知识、概念及过程，……科学素养有不同的层次和形式，科学素养的提高和扩展是一生的事，而非仅仅在校期间。"（National Research Council, 1996: 5）

美国国家科学基金对于科学素养也有自己的描述。在其报告《影响未来：在科学、数学、工程和技术方面的本科生教育的新期待》（*Shaping the Future: New Expectations for Undergraduate Education in Science, Mathematics, Engineering, and Technology*）中，NSF认为，一个有科学素养的学生应该知道，"广义的科学到底是什么，科学、数学、工程和技术方面的专家们的工作内容和性质，如何评估所谓的'科学'信息，社会如何作出关于科学和工程方面的理性决策。"

学术论文

1. 课题设计与创新能力 研究生阶段的核心工作之一是在导师指导下利用已经掌握的知识和技能，在原有工作的基础上推陈出新，设计符合科学精神和原理、

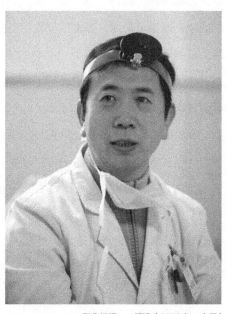

职业标记——额镜（2008年，太原）

具有鲜明科学特征的、针对某一具体问题解决方案或理论探讨的课题。所以希望研究生尽早关注导师研究的方向，围绕该研究方向尽量广泛阅读和收集相关的资料，做到熟悉导师课题，熟悉该领域研究的历史与现状及动态，明确哪些是悬而未决的关键问题，解决的主要途径是什么。许多研究生容易遇到的问题是，临到毕业时才对导师的课题"略知皮毛"，科研创新根本无从谈起。

为什么会出现这种情况呢？一是没有及早进入角色，尽管有兴趣但方法不对，结果自己不得志，导师不满意；二是对科研没有兴趣（大概只想混个学位而已），只关注所谓的学位，恨不得今天入学，明天上课，后天毕业带学位帽；三是忙于科研以外的工作，比如主要精力在临床，无暇顾及科研。

如果您属于第一种情况应该怎么搞课题呢？是不是对导师的话或现有的课题一概"言听计从"呢？当然不是。我个人认为，如果导师的课题水平很高，比如国家级课题等，自己应该熟悉课题的申报背景和现在实验主要应解决的问题，应用的具体科研方法等，然后及早融入科研队伍。即便如此，也存在科研能力培养的问题，切不可忽视。如果导师有一个比较明确的科研方向，但没有具体的课题，那么就需要研究生自己在阅读文献的基础上，结合具体条件设计课题，这种方法有时也能把研究生"逼上梁山"，变压力为动力，做出好的科研工作。当然也存在导师没课题、没科研方向的情况。

在课题设计阶段，一定要多跟导师及周边的高手沟通。以下是既往出现的一些情况，供大家参考，希望不要重蹈覆辙。导师在给研究生确定大致的科研方向后，把一篇很有价值的论文交给研究生，或指定研究生重点参考哪些文献，希望借鉴其中的某些方法。但后来的情况差强人意，因为直到实验结束提交结果时才发现，原来研究生根本没有看懂其中的关键方法。为什么呢？研究生英文水平较差。由此想到科学素养的重要性，再怎么强调也不过分。现今的科学素养不仅包括一般的受教育程度，还理当包括计算机应用能力、外语水平等。还有一种情况，研究生虽然拿到了导师原先申请获得资助的课题，但不了解其中的核心内容，知其然不知其所以然，所以虽然开题了，但研究的深度非常有限，最多是当初课题设计的皮毛。

我自己当年做博士课题时，征得导师同意后依据导师的科研方向，快速、大量浏览中外文献，先以文献综述形式掌握研究动态，然后在此基础上引申一步，确定课题。要知道，写文献综述和做阅读笔记有本质的区别：前者是对某一专题的历史、现状或动态的跟踪性分析提炼，而后者是纯粹的阅读笔记，还没有上升到"综述"的层次。如果想把阅读笔记变成文献综述，唯一的办法是洞悉专业动态，敢保证自己的"产品"经得起专家推敲，经得起时间的考验。我先后在鼻咽癌、变应性鼻炎等方向进行探索，最后确定以变应性鼻炎为研究方向，又进一步把其发病机制作为重点，接下来对其中神经肽参与发病的形态学机制进行研究。所以，研究的层次与深度就像枝繁叶茂的树干一样，在变应鼻炎这样一个树干下，沿着其中一个分支做下去，最终获得了在读期间发表和已经发表论文总数达 12 篇的佳绩。这些工作当然得益于导师对学生那种潜移默化的影响：事不过夜的速度和一丝不苟的精神。

2. 强调动手做的能力　如果说课题设计主要看你的思维能力，那么完成课题就是要看你的动手能力。前者犹如构思一篇科幻小说，后者相当于九天揽月。我自己有幸随著名的导师（比如著名的耳鼻咽喉头颈外科专家陶正德教授、Harris 教授等）在国内、国外的实验室学习和工作一段时间，付出许多，收益多多。比如，我当时做变应性鼻炎形态学方面的研究，从购买及饲养动物开始，进行造模、观察、灌注固定、取材、切片、染色、分析记录、拍照、整理资料等，当实验结束时，光是实验记录就有厚厚的一大本，至今还保存在当年做实验的资料室。从事临床工作特别强调动手能力，实际上动物实验研究也是锻炼这种能力的一个重要方面。比如，怎么麻醉、怎么插管、在哪里做切口、在何处收集标本、什么时候观察、精彩之处怎么标记和记录等，不一而足。比如，我当年出国时巧遇来自台湾的一位美国籍学生正在为做内耳实验研究的课题犯愁呢，得知我曾经是外科医生后主动找我希望给以手术方面的帮助。我在不影响自己课题的情况下爽快答应，于是"重操旧业"（因为做博士课题时曾经涉及这方面的工作），按照所谓的

protocol（就是规范的实验流程和内容等）麻醉动物后进行简单的固定，然后在显微镜下做耳后切口，乳突凿开（在豚鼠为鼓泡），开放内耳，灌注药液等。经常一干几个小时，直到结束工作把动物安全送达专门的饲养室。从这个角度讲，做实验同时也考验研究生的耐心、细心。

如果说读学位要做点儿什么工作作为留念的话，自己动手做实验是最好的礼物了。如今，由于许多原因和条件的限制，研究生入学后在临床收集一些标本，花些小钱交给相关技术人员进行测量和分析，然后把这些唾手可得的结果加以整理就是所谓"论文"。用自欺欺人可能有点儿不合适，但又有什么合适的词汇描述这种情况呢。

3. 提炼实验研究的结果　做是一回事，写又是一回事。如何把实验研究的"粗"的结果提炼出来，加以"去粗取精，去伪存真"不是一件简单的事情，需要长时间的磨炼，不可能一蹴而就。为做好这件锦上添花的事情，研究生需要有扎实的文字功底，需要通晓论文的八股文格式，最后真正做到以文字形式百分之百地表述自己的工作，而不是做了一点儿，写了一半，结果当然不理想。我曾经请教一位从事文字工作多年的高手：写文章最基本的要求是什么？答：简洁，明了和文采。

我做博士课题时，采用边做边总结边写文章边投稿的做法。我甚至把部分研究结果以英文写出来，经导师修改后直接投寄 SCI 收录的杂志。记得当年把一篇英文论文写好后，故意"束之高阁"，以后每隔一段时间就拿出来看看，改改这里，补补那里，直到自己满意后再寄出。那段时间，我甚至做梦都在写文章，用如醉如痴形容并不过分，所以文章的段落完全就像刻录机一样刻录在脑海中。第一篇论文投寄《中华医学杂志（英文版）》后获得好评，很快刊登，接着我又一鼓作气，写了两篇也投寄该杂志，后来都发表了。当我随后陆续收到国外同行索取论文的纸质明信片时，那种心情别提有多高兴了。这种喜悦，绝非一杯美酒能替代。许多研究生重视"做"，忽略"写"。这种情况必须加以重视。

4. 学术交流（宣读论文、杂志投稿等）能力　学者风范是什么？我个人认为，至少应该包括以知识和智慧作支撑的，言之有物的，能用不只一种语言进行口头交流的能力。研究的结果不能只局限于申报课题或发表论文，面对面的交流是非常重要的一个环节，许多灵感就来源于现场的"碰撞"。基于此，凡作交流就应该有充分的准备，包括着装、资料（幻灯等）、辅助工具（如激光笔），语速，语调，甚至姿势（pose）等。有些研究生课题内容挺好，但不善于口头表达，结果讲者不知所云，听者不解其意，当然达不到交流的目的。

口头表达能力有先天的因素，但后天的锻炼也非常重要。记得我第一次上电视台做直播节目，心里慌得很，前言不搭后语，连平时很熟悉的内容都忘记的一干二净。但后来经常讲课，每次注意备课，学习借鉴名人演讲的精彩语言，慢慢就走"入"道了。有个曾经相隔10多年两次听我讲课的学生对我这样讲：您10多年前给学生讲课，内容是干巴巴的，学生不愿意听，也听不懂；现在就不一样了，内容生动，形式多样，做到了寓教于乐，我们不仅愿意听，还觉得听您的课是一种享受。

另一个值得重视的问题是如何把研究的结果及早以规范的文字形式投寄杂志。这样做，不只为毕业，不只为申报课题，不只为沽名钓誉，而是抱着把自己汇入科学研究的大军，通过交流提高认识和指导实践的这样一种目的。

临床技能

主要是指处理本专业主要疾病的能力。为此，要重视以下环节的培训：

（1）诊断思维：面对一个病人，如何根据其简单的陈述在很短的时间内（5～10分）做出诊断，考验的不仅是理论和实践经验，更为重要的是诊断思维。所以，准临床医生应该多关注哲学辩证法，比如，一般与个别（常见病与罕见病）、普遍性与特殊性（临床表现的共性与个性）、动态和发展的观点（疾病的演变规律）等。

（2）急诊处置：临床急诊处置能力是衡量一个医生水平的主要方面。要掌握常见急诊的诊断和处置方法，比如，外伤性鼻出血的救治、呼吸道异物的抢救、中耳炎合并颅内并发症的急诊手术、喉外伤的救治等。研究生毕业面临找工作的压力，学习阶段应尽可能多干多学，掌握基本的处置能力。跟班作业（就是跟着上级医生值班）是强化培训的一个重要方面。许多急诊处置就发生在夜间或节假日值班时间段内。

同济大学学位论文评阅意见书

申请人姓名		申请学位		学科、专业	
论文题目					

评
阅
说
明

1. 评阅时，请参照以下几方面提出意见：
   1) 研究成果的理论意义或实用价值，有无新的见解或创见；
   2) 理论分析是否严密正确，论据是否充分，计算和实验是否准确无误；
   3) 掌握基础理论、专门知识、文献综合分析能力、研究方法和技能的水平；
   4) 论文的主要缺点和问题；
   5) 是否同意答辩。
2. 请将评阅意见连同论文一起于　　年　　月　　日前挂号邮寄到
   "上海同济大学＿＿＿＿系"。
   地　址：上海市四平路 1239 号
   邮政编码：200092

评阅意见　　科学的不断发展为临床医学带来了一次又一次令人惊讶而倍具现实意义的飞跃。例如，在耳鼻喉领域几乎无人不晓的 Caldwell-Luc 氏技术（又称上颌窦根治术）为慢性上颌窦炎的外科治疗揭开历史篇章，至今仍不失其"寿终正寝"，仍有其一席之地；上一世纪八十年代始针对鼻腔胚胎、生理及解剖功能的深入研究所获得的意义深远而提出并迅速风靡全球的功能性鼻内镜鼻窦手术再次把鼻窦炎的外科治疗展其至"微创"、"功能重建"这个看似简单但却蕴含深刻哲理的"关键词"上，从而揭开了现代鼻外科技术崭新的一幕。故此项技术具有里程碑意义。但毋容讳言，学科的发展走到一定深度时往往带来纷杂繁复，以致取长补短产生科学理念的"火花"也常常推动科技进步的不得不思考的问题。胚胎解剖学家、生理学家、影像学家、外科医师，面对同一问题，例如鼻窦某处问题的出发点不同，侧重点各异，但最终得到的结论就千差万别，如何把这些看似孤立（isolated Results）的内容"串"起来，为临床所用，就能成为迫切需要解决的问题。

　　　　尽管鼻内镜手术已经在全球范围取得极大的成功，

们都不可否认，许多临案援跳的问题，未必深涵此其中的奥秘！比如，鼻窦的解剖结构与鼻窦炎的发病究竟其有怎样内在联系？如何在不需要做CT及影像学技术最大限度地鉴知了解病的是瘘，以减不中"胸有成竹"？等等，不一而足。

以及问题等等

专妻作者从事耳鼻喉科临床工作，立志地上述问题之一或之二化为研究的对象，并且做"跳"出鼻专业这个小圈子，"窄楠"到影像学本专殊屋难能可贵。

作者利用MPR工具就某一届或学位某一时间段内接受检查的鼻窦炎及非鼻窦炎患者的鼻窦及其毗邻结构进行比较，获得了既与以往作者报道相一致的结论（例如Haller气房出现的频率等）也获得了对以各床有现实指导意义的"鼻甲房的出现对于鼻窦炎发生的作用及极为微弱的"结论。由于钱在表格之外另附19幅由作者亲手采集制作的精美图片，论文部局、行文及分析翔实呼应，相得益彰，已经达到了硕士学位研究生的论文书写水平，同意提交并进行答辩。

限于时间的关係，作者未能就鼻甲房在连系人号鼻窦炎两群结构剖及之间进行Long-term follow up相信会在以后的工作中予以补充完善。

另外，作者在攻读硕士论文期间，专门研读，由David W. Kennedy 所著《鼻窦疾病的诊治》及Walfgang Draf 所著《鼻窦》等颇有难度的专著，无疑对提高理论水平，提升论文的品味，起到了非常积极的作用。

| 评阅人 | 袁征长青 | 职称 | 主任医师 | 工作单位 | 同济大学附属耳鼻喉科医院 |

2008年 3月

举例：某男性，70岁，因鼻出血急诊来院检查，发现双侧鼻腔大量出血，口咽部血流如注，但未见出血点。常规进行鼻腔填塞，收入院治疗。之后第1天情况较好，未再发生出血，第3天出现黑血便，随即再次鼻出血，量较大，急诊进入手术室。鼻咽镜检查未见出血点，胃镜检查见胃底处有陈旧积血，但未见活动出血点。病人血压急速下降，意识逐渐淡漠至昏迷。继续抢救，病人苏醒，当晚转ICU观察。次日又出现鼻出血，遂急诊进入手术室检查，发现一侧鼻咽部出血点。在鼻内镜配合下进行局部电凝，出血停止。顺利出院。2周、1个月、2个月复查均未出现鼻出血。

为找一个致命的出血点付出了血的代价。由此不难看出，临床经验的积累就是在临床摸爬滚打中完成的。

（3）常见疾病的手术：按照临床医生分级管理的要求，不同级别医生应掌握不同层次和水平的手术技能。硕士研究生毕业应该达到高年资住院医师的水平，博士研究生毕业应该达到高年资主治医生的水平。所以相应地要学会不同类型手术的方法，比如：气管切开术、鼻内镜下鼻窦开放术、扁桃体切除术、乳突切除术等。为了强化培训，应该多当助手，记临床笔记，把经典的手术按照规范的格式逐台记录，可能时请上级医生修改，以纠正错误，提高认识。如果具备执业医师资格证书，还可以在征得上级医生同意的情况下，完成一些简单的切开、缝合等操作。观摩手术虽然不等于自己动手做手术，但只要是有心人，一定会有收获。

我在攻读博士学位期间以总住院医师身份经历了一段时间的魔鬼式训练，一个冬天和衣而睡，随叫随到，最多时一天做7台气管切开，全天24小时处理临床急诊和参加手术。这样的训练令我终生难忘，付出一点代价也值得。我博士毕业回到家乡后几个月没有食欲，经检查发现胃蠕动乏力，用了胃动力药很快就恢复。仔细一想，原来是气候饮食不习惯、工作节奏快等引发的胃肠道功能障碍。

（4）少见或罕见疾病的辨识与处理：这是对高年资医生的基本要求，作为博士或硕士研究生，迟早会遇到这样的问题，所以尽早涉足也有好处。虽然我们日常处理的疾病以常见病多发病为主，但作为一个临床医生必须具备辨识和处理少见或罕见疾病的能力。希望大家多参加临床实践，把那些相对复杂又一时解决不了的问题记录下来，通过请教老师、书本等找到答案，从理论与实践两方面得到提高。为了加强这方面的能力，跟导师出门诊是个好办法。记得当年跟导师陶正德教授出门诊时有一次遇到一位听力下降的青年女性病人，经简单的询问病史并结合物理检查和听力测试后，老师确立了诊断：耳硬化症——一种常见但却容易误诊的、病灶集中在听骨链的最小一块听骨即镫骨的底板周围、早期以传导性听力下降为主可伴有耳鸣等症状的疾病。跟着导师到兄弟医院参观或观摩手术也不失为一种好的方法。有一次我到上海交通大学附属新华医院耳鼻咽喉科观摩吴皓教授的手术。那天恰好要为一名出生刚满周岁的小孩做喉部手术。这是一名因呼吸困难就诊、最终确诊为喉室巨大囊肿的患儿。经内镜下观察确定囊肿位置后，以电刀等配合干净利落地切除病灶，恢复了呼吸道的通畅。还有一次，一位青年男性患者因咽部异物感多处就医未获缓解而前来就诊，经检查证实为茎突综合征，就是面神经出茎乳孔处的骨性结构茎突过长且角度异常所致的、以咽部异物感为主诉的疾病。手术可以治愈。

（5）灾难性手术并发症的预防与处置：人常说，医生是不拿刀子的杀手。估计跟医生手下的冤魂有关吧。手术刀既能治病，也能致命，所以要掌握过硬的本领，杜绝灾难性手术并发症的发生。什么是灾难性手术并发症呢？比如，切除颈动脉体瘤把颈动脉切断，开放蝶窦把视神经损伤，鼻窦开放损伤硬脑膜导致气脑及颅内感染，气管切开把颈鞘损伤等。所以，每做一台手术都要扪心自问：我胜任吗？

（6）医疗法律法规：当前，我国正处在由熟人关系型社会向契约型法制型社会的转型过程中，作为临床医生应当熟悉相关的法律法规，用法律规范自己的行为。比如，有位需要全身麻醉的病人从住院手续办理到术前谈话都是其远房的一位弟弟作为代表全权代理，但手术知情同意书签字却是另外一个人——病人的儿子。从法律的角度讲，手术签字应该是病人的直系亲属而不是远房的亲友，既然能获得授权签字，就应该承担全部的法律责任，包括谈话中涉及的内容。所以，医生不应该一直跟家属委托的这位亲友谈话但让另一位亲属在手术知情同意书上签字。

其他方面

1. 申请科研基金

（1）为什么要写科研标书？课题是什么？课题就是利用现有的方法解决未知的问题。只有这样科学才能进步。所以作为研究生写标书也是基本的训练之一。你只要看一眼标书的规格、要求等就会有这样的感觉：科研需要积累，科学需要创新。写标书有助于了解课题的许多内容，容易自觉不自觉地把自己引导至科学的轨道，而不是随便拼凑个内容就算课题。当然，申请到科研基金就有了科研经费，英雄就有用武之地。

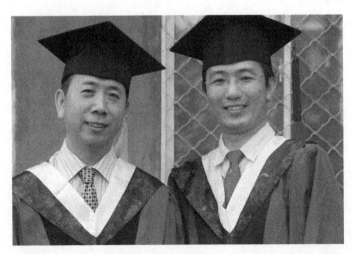

与研究生武文魁合影（2008 年，太原）

（2）怎么写标书？不同规格的标书其要求不同，但核心内容不变，那就是创新思路。科研思路不是一个早晨起来，恍然大悟或大彻大悟，灵感顿生，思如泉涌；相反，它建立在脚踏实地工作基础上，完全的创新难，推陈出新也不容易。别以为你只看了几篇文章，异想天开地提出个"怪"的想法就是创新。其实，任何一个行业都不乏高手，你所能想到的或许人家已经转化为产品了。所以要想站在塔尖上必须多读书，读好书，多交流，交高手。记得山西医科大学著名的生理学专家乔健天教授在他主编的一本《生理学》工具书中曾这样描述一个概念，即任何一个概念在他的中心是正确的，然后外延一定范围也是正确的，但无限外延必然成为谬论和错误。多么精辟啊！在好奇心驱使下不断探索就一定能获得好的思路，写出好的标书。不妨借阅已经获得资助的高规格的标书看看，欣赏之余，看能否在思路上有所借鉴和启发。

（3）写标书对研究生是过分的要求吗？在导师指导下完成一份漂亮的标书，你将获得意外的无法用其他内容代替的心身愉悦，这难道不是一种享受吗？不涉足，终究成就不了大事。我记得当年写一份后来中标的国家自然科学基金标书，先用了几年的时间搜索枯肠，然后密切关注动态，先写初稿几万字，再接着请高手修改，接下来自己再做补充、完善等，直到自己认为加不进一个字，去不掉一个段落。后来我把这种方法用于论文的撰写，有时候投寄杂志的论文几乎不作修改就全文发表。还有一次，我写了个科普文章投寄某报纸，那家报纸的主编曾当着我的面说：你的那篇文章很精彩，我们只把标点符号做了些许修改，整体内容好，无需大的改动，原样刊登。所以，您明白了吧，当研究生写个标书绝不是过分的要求。

2. 制作学术交流幻灯　参加学术会议常常需要制作演讲幻灯，这样一种看似简单的动作，也需要符合规范。不同的会议，有不同的内容，所以制作幻灯的要求也不尽相同，但是有一点是共同的，那就是"言之有物，有的放矢"。参加过国际学术交流的同志们都有这样的感受：老外们的幻灯言简意赅，图文并茂，许多图表是自己动手绘制的。

3. 审阅学术论文　一般地讲，导师都会担任不同层次杂志的编委等职，经常有机会接触本领域各方面的论文。如果能有机会协助导师审阅论文，那你将终生受益。与其说是审阅，倒不如说是学习。因为充其量，研究生也只知道一点皮毛，还谈不上审阅。但这并不意味着不可以通过阅读开发思路，同时也挑点毛病。挑毛病的过程也是规范自身科研思路的过程。我当年作博士研究生论文期间，有幸接触到导师名下的许多待审论文，经常借来如饥似渴地学习，协助导师到图书馆查阅原文，写评语。有一次，导师收到杂志社寄来的一篇论文，杂志社希望导师把这篇内容非常好但写作方面不得要领的文章压缩成 2000 字左右。导师把这个光荣任务交给了我。抱着忐忑不安的心情，我熬了几个通宵，在规定的时间内完成了任务。导师看后很满意，略加修改就返回杂志社了。可别小看导师这几笔修改，那是神来之笔呢，非几十年修炼而不能如此。虽然这样的训练不长，但却对我后来的工作非常有帮助。

4. 撰写科普文章　我曾经指导研究生或自己动手写了一些科普文章，这些文章发表在不同的报纸，比如《健康报》等（附1），还被多家媒体转载。许多人瞧不起这些"不登大雅之堂"的文章，其实你只要曾经写过就知道，不那么简单呢。我的研究生韩菲曾经围绕鼻炎对听力的影响写了篇科普文章，发到我的邮箱，我让它旷置了整整数月。为什么呢？我一时还没有好的思路。后来，记得是在某年除夕的前一两天，我面对着稿件，突发奇想，一口气花几个小时把它改个面目皆非，直到满意为止，这篇文章发表在《健康报》后受到很好的评价。后来我和研究生又陆续发表了一些科普文章。

写科普文章，就是借助通俗易懂的文字，把比较深奥的内容以浅显易懂的形式表达出来，让老百姓喜闻乐见，看得懂，用得上。作为研究生要完成这样一个转变，不是一日之功，也需要积累和磨炼。我敢说，能写好科普文章将来作医生肯定善于跟病人交流及沟通，不会因为本应得到感谢的事情变成投诉。不信，你试试看。

5. 参加学术会议　每每参加学术会议便有这样的感受：传承与发展。后生可畏是指在前辈们的指引下干出一番事业，如果仅仅以年龄取胜不足为道。怎么可以干出一番事业？需要先天的条件（悟性等）和后天的努力（包括实践等）。沿着导师的"足迹"往前走，在研究方面有创新或突破，然后把这些工作总结出来与大家交流，这就是传承与发展。这样的内容自然就会受到大家欢迎。只带着耳朵去听固然也是学习的一种重要形式，但毕竟没有自己的主动参与，永远进不了"主流"。

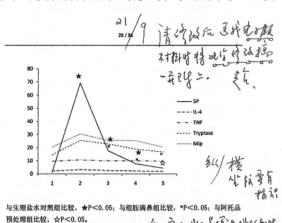

与生理盐水对照组比较，★P<0.05；与组胺滴鼻组比较，*P<0.05；与阿托品预处理组比较，☆P<0.05。

讨论

正常情况下，鼻黏膜90%为假复层纤毛柱状上皮覆盖，包括纤毛柱状细胞、基底细胞、柱状细胞和杯状细胞等，其中以纤毛柱状细胞为主。上皮底部是基底膜，其下是固有层和黏膜下层，内有多层腺体和散在的脉管组织。当发生变应性鼻炎时，鼻黏膜发生病理性变化，包括：①上皮损害即上皮层充血、水肿、坏死、脱落，去鳞状层，细胞核变形，细胞器空泡化，线粒体肿胀，体嵴消失，溶酶体大量出现，纤毛的结构和功能损害。固有层充血、水肿，胶原纤维排列紊乱，纤维组织增生；②血管扩张和毛细血管内皮细胞连接扩大；③组织水肿；④浆液腺体增生、嗜酸性粒细胞、肥大细胞等浸润、脱颗粒。鼻黏膜的炎症机制与结构功能的破坏形成恶性循环。在本实验中，我们在鼻腔滴注组胺后，观察到了与上述现象相似的病理变化，我们分析本实验展现的属于速发型变态反应性鼻炎病程中的一个片段。同时，同侧结膜出现了上皮细胞及固有层水肿，上皮细胞胀大，组织通透性增大，数个肥大细胞脱颗粒的现象。我们认为鼻腔滴注组胺确实诱发了同侧结膜的变应性炎症反应。

实验中我们选择伊文氏蓝观察血管通透性基于以下考虑：伊文氏蓝经颈动脉注射入血液后，与血浆蛋白尤其是白蛋白迅速结合，并可随同结合的大分子蛋白通过血管壁进入周围组织，通过的量和血管壁的通透性成正比，故可根据血管周围组织中的伊文氏蓝含量来判断血管通透性的大小。本实验鼠鼻一侧鼻腔

这一段看得我不懂呢？ 30/36

内滴注组胺后，我们观察到组胺滴注侧鼻黏膜、同侧眼结膜血管通透性增大，同样支持鼻部变应性炎症可以引起同侧眼结膜的炎性反应。这个结论与国外诸多学者的结论相符[6-11]。

组胺是变应性鼻炎发病的主要介质之一，它是目前确定的唯一能诱发出全部鼻变态反应症状如鼻痒、喷嚏、鼻清涕及鼻塞等的介质。组胺通过激活 H1 受体引起鼻粘膜微血管舒张，微血管通透性增加。Druce HM[12]等报导用组胺作鼻膜激发可导致剂量依赖性的鼻变态反应症状加重和血管渗透性增加，轻微血流量增加及血容量减少。虽然局部组胺激发可引出所有鼻部症状，但与变应原引起的鼻粘膜的改变不尽相同。实验中，我们用组胺滴鼻以后，观察到豚鼠鼻粘膜显著水肿，下鼻道积满稀薄液体，我们认为组胺具有刺激鼻黏膜黏液分泌的作用。同时，我们检测到组胺滴鼻以后，组胺组动物鼻粘膜，同侧眼结膜组织中伊文氏蓝含量显著大于对照组，从客观上证实了组胺引起鼻粘膜，同侧眼结膜组织血管通透性增高。我们分析组胺作用于局部鼻膜，与血管内皮细胞受体结合，引起内皮细胞收缩，内皮细胞间隙增宽，致血管通透性增大；另外，也不排除组胺对内皮细胞的直接损伤引起的通透性增大。

组胺滴鼻以后，我们观察到鼻黏膜中性粒细胞、嗜酸性粒细胞聚集，SP 分泌增多。认为组胺通过 H1 受体引起 SP 的释放。同时，通过增加细胞内 Ca^{2+} 浓度激活嗜酸性粒细胞。SP 释放后，能够使鼻黏膜血管通透性增加，激活嗜酸性粒细胞，增强趋化因子对嗜酸性粒细胞的趋化活性。本实验中，我们观察到鼻黏膜中性粒细胞数量明显增多，认为中性粒细胞也参与了变应性炎症过程。Kamath[13]等认为中性粒细胞与某些哮喘发作有关。

实验中我们发现鼻局部组胺激发后鼻及眼部出现了鼻黏膜、结膜组织水肿，血管通透性增加，SP 释放增加。我们的结果显示：阿托品预处理组，组胺刺激引起的鼻黏膜血浆渗出和 SP 释放量无明显改变，而眼结膜炎症反应明显抑制，结膜血管通透性降低，SP 释放量减少。我们推测到了组胺除直接刺激引起鼻黏膜微血管扩张、血管通透性增加、组织水肿外，还与鼻黏膜三叉神经末梢的 H1 受体结合，引起三叉神经的动作电位，兴奋由三叉神经第二支传到第一支，上行激活脑干神经中枢，由下行纤维激活眼部神经末梢，释放神经肽类介质，引起眼部的炎性反应。这一部分作用被阿托品抑制也为该一理论提供了依据。同时也提示鼻-眼间神经反射通路具有胆碱能神经纤维成分。这一结果也与国外一些学者结论一致。

鼻、眼之间联系的神经纤维不仅有胆碱能神经纤维，还有肾上腺素能神经纤维，但实验结果显示应用肾上腺素能神经阻断剂后，眼结膜血管通透性及 SP 释放量改变不大。提示肾上腺素能神经在鼻-眼神经联系中所起作用不大。

修改研究生论文笔迹

31/36

　　鼻黏膜、眼结膜组织中除了肾上腺素能、胆碱能神经外，还有 NANC 神经。在本研究中，我们用阿托品、酚妥拉明和艾司洛尔阻断了胆碱能神经和肾上腺素能神经的作用后，组胺鼻激发依然出现了结膜血浆渗出和 SP 释放增加。由此，我们推测鼻局部组胺激发引起的结膜血浆渗出是由局部 SP 释放所致。速激肽受体有 3 种：NK₁、NK₂、NK₃，NK₁ 与 SP 的亲和力最强，主要位于鼻黏膜、眼结膜上皮细胞、腺上皮、血管上皮细胞内、腺腔和组织间隙内。结果发现，SP 受体拮抗剂可以显著抑制组胺刺激引起的结膜血浆渗出和 SP 释放。综合以上，我们认为鼻局部滴注组胺后，通过引起结膜 SP 释放，进而导致了结膜血浆渗出增加。认为 NANC 神经同样参与了鼻-眼反射。

　　此外，肥大细胞是变态反应中主要的免疫细胞之一，肥大细胞被激活后通过释放具有高活性的生物胺、趋化因子、脂质介质、类蛋白酶和生物胺等参与过敏反应，引发平滑肌收缩、毛细血管扩张和通透性增强、腺体分泌增加。本实验中我们直接采用鼻黏膜滴注组胺的方式来观察眼结膜的反应，尽管观察时限有限，但在鼻黏膜、眼结膜还是观察到了肥大细胞的细微变化。一方面证实了组胺鼻激发可以诱导同侧结膜出现变应性结膜炎性活动，另一方面观察到肥大细胞的活动受胆碱能神经、NANC 神经活动的影响，提示胆碱能神经、NANC 神经参与了鼻-眼之间的神经活动。

　　过敏性鼻结膜炎的鼻黏膜、眼结膜常伴有嗜酸性粒细胞的增多，但嗜酸性粒细胞常与迟发型变态反应有关。其渗出发生在接触抗原后 8-48 小时，并释放多种炎性介质诸如主要碱基蛋白(Major basic protein, MBP)、嗜酸性粒细胞阳离子蛋白（Eosinophil cationic peotein, ECP）、嗜酸性粒细胞过氧化物酶（EosinophilPezoxidase, EPO）、嗜酸性粒细胞衍生神经毒素（Eosinophil derived neurotoxin, EDN）、嗜酸性粒细胞蛋白 X（Eosinophil protein X）和白三烯 C₄(LTC₄) 等。在本实验中我们选择观察鼻黏膜、眼结膜中主要碱基蛋白(Major basic protein, MBP) 的表达及嗜酸性粒细胞阳离子蛋白（Eosinophil cationic peotein, ECP) 的含量来监测嗜酸性粒细胞的活动。我们只观察到组胺滴注侧鼻黏膜嗜酸性粒细胞增多，但同侧眼结膜及鼻黏膜 MBP 的表达、ECP 的含量并未出现明显变化。因此，综合这些结果我们认为在我们观察时限内，嗜酸性粒细胞对鼻-眼反射的影响有限。但如果延长观察时限可能会有不同的实验结果出现。

　　T 细胞与免疫反应密切相关。通常来讲，Th1 的特点是产生 IL-2、IFN 和 TNF；TH2 细胞是产生 IL-4、IL-5、IL-13 和 IL-25，但不产生 IFN 和 TNF。因此，本实验中，我们选择观察鼻黏膜、眼结膜组织中 IL-4、TNF 的含量及表达来追踪 Th1/Th2 细胞的活动。但在整个过程中，我们并未观察到 IL-4、TNF 的含量及表

修改研究生论文笔迹

附 1

要当心鼻炎殃及听力

原载《健康报》2005 年 10 月 22 日

鼻炎看似小病，但因发炎部位毗邻中耳以及症状有时隐匿，因此若不及时治疗，有可能造成不同程度的听力障碍。

鼻子发炎　咽鼓管遭殃

在外耳道的深部有一个叫鼓膜的膜状结构，它将外耳与中耳分隔开来。当外界声波传导至鼓膜时，随着鼓膜的振动，中耳听骨活动，声波的机械振动就被转换为内耳淋巴液振动，从而使内耳毛细胞兴奋，将声波信号转换为神经脉冲，传导至大脑。可见，鼓膜的振动对于最终在大脑皮层形成听觉有着非常重要的作用。在正常的生理状态下，只有鼓膜内外两侧的气压相等时，鼓膜才能随声波产生振动。

维持鼓膜内外两侧压力相等的关键结构，俗称平衡管。它是介于中耳鼻咽部之间的一条细长而弯曲的位置非常隐蔽的管道，医学上称为咽鼓管。成人咽鼓管全长约 35mm，最窄处仅 1mm。在正常情况下，咽鼓管处于封闭状态，当张口、吞咽、打呵欠、唱歌时，借助周围肌肉的作用，咽鼓管咽口开放。可以说，咽鼓管的作用之一就是维持鼓膜内外压力的平衡。

由于咽鼓管在鼻咽部的开口正对鼻腔下鼻甲的后部，而且其表面的黏膜与鼻黏膜相连，因此当发生鼻炎时，鼻黏膜肿胀，鼻腔分泌物增多，不仅会使鼻通气受到影响，病变还会波及咽鼓管。在鼻咽管的开口处黏膜肿胀，进而使咽鼓管狭窄甚至闭锁，即使在张口、吞咽、打呵欠、唱歌时也无法开放。

发生鼻炎时，由于咽鼓管在鼻咽侧的开口处部分或全部阻塞，才导致其功能障碍，使鼓膜内外两侧的压力失去平衡，影响中耳鼓膜对声波的传导。

怎样知道咽鼓管是否正常

让我们来做个实验：如果捏住鼻孔并屏住呼吸，当用力鼓气后再吞咽一下，即可听到双耳内"砰"的一声，这便是鼻腔和咽腔的气体经咽鼓管进入中耳并振动鼓膜所致。由此可以证明，鼻-耳相通且功能正常，否则就可能存在异常。

得了鼻炎要早治

咽鼓管的功能障碍并非局限于对鼓膜有效振动的影响。当咽鼓管发生持续性功能障碍时，鼓膜内侧压力就会低于外界压力，即出现负压。此时，中耳腔内毛细血管内的血清就会随之渗出到中耳腔，形成中耳积液，这就是所谓分泌性中耳炎。若不及时治疗，可能会发生纤维化等一系列病理生理改变，使当初渗出至中耳的液体变得越来越黏稠，并最终将中耳的听骨包绕起来，这在医学上称为鼓室硬化症，就像给听骨安装了紧箍咒一样，使其无法行使振动的功能，听力就会逐步下降，严重时需要在手术显微镜下为受限的听骨链进行"松解"手术，才能恢复其功能。如果在中耳渗出的基础上再合并细菌感染，如化脓性中耳炎，就会雪上加霜，甚至导致鼓膜穿孔、听骨坏死等严重病变。

当然，影响咽鼓管功能的疾病不止鼻炎一种，还有其他多种疾病，如鼻咽部肿瘤等，需要区别对待。

由此可见，鼻炎看似小问题，其实有大文章。如果您遇到感冒鼻子不通气又影响听力的情况时，建议您到正规医院耳鼻咽喉科就诊，在医生指导下进行治疗。根据不同病情，医生会考虑为您做鼓膜按摩、咽鼓管吹张、鼻黏膜收敛等治疗。部分病人还需要进行鼓膜置管甚至进行鼓室探查，合并细菌感染者还应该进行正规的抗生素治疗。

（研究生　韩菲　参与写作）

我学英文

2015 年 7 月 25 日

我是 1978 年进入原山西医学院医疗系学习的，由于比较重视英语学习，取得了事半功倍的效果，从原来比较低的水平上升至相对高的层次，可以用英文撰写并发表论文，可以直接跟外国人交谈等。通过学习英文，拓宽了思路和知识面，提高了工作效率，甚至还改变了世界观，对个人一生的影响非常大。以下是我学习英文的点滴体会，供与大家交流。

学习公共英语

由于种种原因，我大学入学时英文基础很差，摸底考试交了白卷。但我没有气馁。为学好英文，我结合自己的实际情况制订了学习计划，即除了完成学校规定的书本学习任务外，通过大量阅读课外英文材料借以扩大词汇量、提高阅读和理解能力、增加学外文的兴趣，同时注意提高听说和写作能力。

我对那种死记硬背式的学习方法不感兴趣。在我刚刚入学的 1978 年，外文资料奇缺，学校图书馆的英文书籍很少，无法满足学习的需要。于是我每个周六的上午准时赶到当时的太原海子边的一家书店购买每周一期的中国广播电视报，因为这份报纸刊载着我最喜欢的内容 "English on Sunday（星期日广播英语）"。每当我拿到报纸时，激动和兴奋之情溢于言表，必定一口气读完全文之后才迈出书店的门，用爱不释手来形容毫不夸张。每个周末的固定时间，我一定会提前打开收音机，按照报纸提供的频道选定电台，期待着北京国际关系学院申葆青教授的双语讲解。申教授的讲课非常好，选材得当，声音悦耳，关键地方总要有意停顿一下，甚至多讲几句。"米老鼠与唐老鸭"等脍炙人口的故事就是收听这档节目时首先从英文版翻译学习到的。伴随着配乐，半个小时的讲座不觉间就结束了，但老师抑扬顿挫的讲解长久刻录在大脑。可以毫不夸张地说，这是一所没有围墙的大学，有这样的大师的熏陶，岂有不进步的道理。

记得当年同学们自发组织起来，每逢周末便邀请师范大学的老师前来授课，那场面是何等的壮观：何止是座无虚席，连过道都是听课的同学。老师先是阅读一遍课文，然后逐句讲解，对其中的一些关键字、词、句和相关的语法甚至背景等都要详细介绍。老师那忘我而投入的神态至今还留在我的记忆中。有一节课是"sweet potato"（红薯），是专门用英文介绍战争年代我人民子弟兵如何纪律严明保持军民鱼水情的，老师为了讲好这节课甚至把为什么要用某个副词修饰等这样的细节都讲得清清楚楚。

如此一种学习，把一个个的单词放到具体的生活场景中，不仅便于记忆，还会应用，可以说学到的是活的语言。

这种学习的热情一直坚持了许多年。后来又增添了许多新的学习内容，如周末晚五一广场的英语角活动、收听 BBC（British Broadcast Corporation，英国广播公司）、VOA（Voice of America，美国之音）、中央电视台及当地电台的英文教学节目等。直到现在，许多当年在电视和广播中收看、收听的内容仍记忆犹新，如著名的 the Honest Friend（"忠实的朋友"）、the Last Lesson（"最后的一课"）等。

除了上述方法之外，在具体的学习途径上，我首先是比较注重英文构词规律和发音。我曾经阅读了大量的有关构词方面的专著，仔细研究英文构词的规律，从中获得了许多有益的提示，对学好英文帮助很大。其次是注意发音规律。有形的字母组合再加上发音，其信息量远超过单纯字母组合。其次是注重英文和中文的互译。高质量的译文源于对原文透彻的理解和对母语的掌握。为此，我特别阅读了傅雷先生以及其他一些有关翻译的理论和实践方面的论著，并在实践中仔细揣摩、探讨，直至搞懂。再次是注重口语的提高。我利用英语角、出国学习等机会尽量多练习口语。如果学习到的只是中国式的英文，将害己害人。记得有一次在国外，我问如何找 N-Car(即按 A、B、C 等字母顺序排列的城市有轨列车)，由于用中国式英文发音念 N，外国人怎么也搞不懂，后来还是配合形体语言才解决了问题。这样的例子可以举出很多。由此可见发音的重要性。

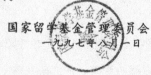

出国留学资格证书

经过坚持不懈的努力学习，我在大学阶段的英文水平直线上升，进入第二学年后课堂教学的内容已经基本不能满足我的学习期望，改而阅读大量的课外材料。我利用假期曾经阅读了有关英文语法知识的英文原著，以及一些世界名著的简写本，如 *Pride and Prejudice*（《傲慢与偏见》）、*Jane Ere*（《简爱》）、*the Red Star over China*（记述长征的《红星照耀中国》）等。至大学毕业时，我已经从刚入学时的交白卷水平攀升至借助英文字典阅读英文原著。

这种多形式、多层次的学习对以后的发展起到了非常关键的作用。在后来的考硕士及博士以及考取公派出国留学资格中，我都取得了理想的英文成绩。

学习专业英语

在具备了公共外语基础的前提下，我又集中精力"啃"医学专业英语和耳鼻咽喉科专业英语。我先后阅读了医学英语教材第一至第四册，阅读了英国出版的《耳鼻咽喉科学基础》（*Scott-Brown's Ear，Nose and Throat-the Basic*）。专业英语的学习需要毅力，持之以恒。由于具备了较好的英文基础，可以直接阅读我后来所从事的耳鼻咽喉科的外文专业资料，对指导本专业的临床实践起了非常重要的作用，真正达到了学以致用的目的。记得考博士结束后，后来成为我博士生导师的原湖南医科大学陶正德教授电话告诉我："就公共英语和专业英语成绩而论，你的答卷无可挑剔。"从一个侧面反映了我多年坚持学英语的结果。

后来我在导师和其他老师的帮助下连续在《中华医学杂志》（英文版）发表数篇研究论文。随后又在国际顶尖的美国《变态反应与临床免疫学杂志》（JACI）及欧洲《变态反应杂志》（*Allergy*）发表论文。随着 20 世纪末出国深造的经历及临床实际工作的需要，我还牵头组织翻译了累计达 100 余万字的英文版专业论著。我于 1996 年开始招收硕士研究生以及 2004 年开始招生博士研究生以后，又要求研究生尽量用英文撰写和发表论文，对培养高质量的研究生起到了积极的作用。最近几年，我组织科室索利敏博士等同道们定时翻译《美国鼻科学与变态反应杂志》（*J Am Rhinology Allergy*），然后一起校对，核实无误后投寄《中国医学文摘.耳鼻咽喉科学》杂志的"期刊导读"栏目刊出。所有这些工作都对推动耳鼻咽喉科学的发展，特别是在第一时间阅读借鉴外文文献指导科研与临床，起到了积极的作用。

2015 年的 5 月 22 日是一个难忘的日子，全国鼻部感染与变态反应专题学术会议在天津召开。会议开幕式上，由中国工程院院士韩德民教授与中山大学第一医院许庚教授共同主持为当今著名的鼻科学家、美国 Kennedy 教授授予突出贡献奖。在这个开幕式上还有一个小小的插曲，就是把我牵头组织国内外同道翻译的"鼻窦疾病的诊断与治疗"的中文翻译版送给该书的英文版主编之一 Kennedy 教授。当我将该书中文版送给 Kennedy 时，全场掌声雷动。之后我以比较娴熟的英语简述了该书的精妙独到之处和翻译过程，瞬间拉近了与在场的国际国内同道们的距离。

如今，随着国际学术交流的日益频繁，直接用英语交流已经成为现实工作的要求。2015 年的 3 月份，我应邀参加了在北京举行的亚洲鼻科学会议，并用英语发言及用英语主持了一个分会场的会议。回想当年的英语水平，看看今天的成绩，我不禁感叹：只要方法得当，有耕耘就一定有收获。

翻译

一

《鼻窦疾病的诊断与治疗》
——国内第一本介绍 Kennddy 教授专著的中文版译著

2015 年 4 月 30 日

推动一项工作，不论那个领域，大体离不开这样几个环节，即理论、技术及实施，概括起来便是所谓战略战术。我国鼻内镜技术开展的 30 年，也正是鼻科学蓬勃发展的 30 年，其中国外图书的引进、转化与吸收在理论指导方面发挥了不可低估的作用。

美国 Kennedy 教授是国际知名的鼻科学专家，在鼻内镜技术方面具有不可动摇的学术影响力，国内许多专家曾经聆听他的教诲。Kennedy 教授曾经于 2001 年与其他作者合著并出版了一本书，即《鼻窦疾病的诊断与治疗》(*Diseases of the Sinuses: Diagnosis and Management*)。

出于对 Kennedy 教授的仰慕和对鼻内镜技术的渴望，我于 2003 年在中南大学湘雅医学院耳鼻咽喉头颈外科博士张欣教授（彼时在美国匹兹堡留学）的帮助下购买了这本书。起初的本意是自己阅读学习，但是后来随着日复一日爱不释手的查阅，越来越觉得有必要把它翻译成中文供全国的同道们学习借鉴。于是我和南京总医药大学附属医院的李泽卿教授担任主译，联合了国内外知名的17位专家同仁们开始了长达一年之久的翻译，之后是一年之久的修改校对。期间，韩德民教授担任主审，年逾古稀的陶正德教授借回国探亲的机会为该书部分内容进行了修改校对。部分章节还涉及医学之外的内容，为达到翻译"信、达、雅"的标准，我又邀请20世纪50年代毕业于湘雅医学院的血液科专家冉家彦教授加盟。当时正值酷暑，冉教授不止一次把我叫到她住宅处的微型图书室，对翻译中的难点疑点，对照原著一一核实，场面令人感动。

该书中文版全书共33章，430页，65万字，最终于2006年由中国医药科技出版社出版发行，并获得该出版社当年度精品图书。

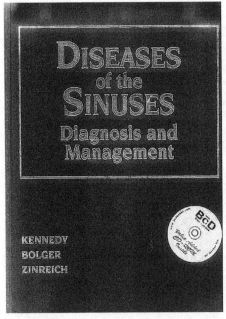

英文版原著封面　　　　　　　　　　　中文版译著封面

借此次天津会议举办我国鼻科学发展的历史回顾展之际，特将该书的翻译过程进行简短的介绍，目的是尊重历史，尊重科学，把学科发展历程中具有里程碑意义的事件牢记在心，鞭策我们一路前行。

购书发票

United States Postal Service
Customs Declaration and Dispatch Note No.

CP89510913SUS

Sender's Name and Address *(Nom et adresse de l'expéditeur)*	Addressee's Name and Address *(Nom et adresse du destinataire)*
Xin Zhang 5527 Ellsworth Ave, Apt. 302 Pittsburgh, PA, 15232	People's Republic of China 030001 中国. 山西. 太原 山西医科大学附属第二医院 赵长青

List of Contents *(Désignation du contenu)* Please Print	Qty.	Value *(Valeur)*	Net Weight *(Poids net)*
Science Book	1	$212	

| Insured No. VA150752323 US | Insured Amount
US $ 212 00 | SDR Insured Value
US $ 165 85 | Postage
US $ 25 85 | Gross Weight
lb 9 4.6 oz |

Check One: ☐ Commercial Sample *(Echantillon commercial)* ☐ Documents ☒ Gift *(Cadeau)* ☒ Merchandise

Sender's Instructions in Case of Nondelivery
(Instructions de l'expéditeur en cas de non-livraison)

☐ Return to Sender *(Renvoyer à l'origine)*
NOTE: Item subject to return charges at sender's expense.

☐ Abandon *(Abandonner)*

☐ Redirect to Address Below *(Réexpédier à)*

Sender's Signature and Date *(Signature de l'expéditeur et date)*

02/28/03

I certify that the particulars given in the customs declaration are correct and that this item does not contain any dangerous article prohibited by postal regulations

Notice to senders: Copy 4 of this customs declaration is filed at the post office for 30 days from the date of mailing.

PS Form 2976-A, October 2001
CP 72 *(Old C2/CP3/CP2)*
Do not duplicate form without USPS approval.
102595-02-P-0075
Copy 1 - Customs Declaration

邮寄单

D.W. Kennedy 是美国鼻内镜技术的倡导者和权威，正是由于他的努力才使该项技术风靡全美。我以前曾在外文杂志阅读 Kennedy 教授的论文，但论文只能代表作者的某一个或一些观点，并非全部，因此有必要系统阅读这位大师的专著。基于这一设想，我于 2002 年与曾经与我一起读博士、现在美国做科研的张欣博士取得联系，希望得到他的帮助。张欣获悉我的想法后即着手办理此事，先后咨询了匹兹堡大学的几位鼻科学教授，并"按图索骥"，通过 email 寄来有关鼻内镜技术的几本书的目录（contents），供我参考、比较，以便从中选出一本。我"情有独钟"还是选了 Kennedy 教授与其它人合著(multi-authored) 并于 2001 年出版的这本书（Diseases of Sinuses-diagnosis and management）。该书于 2003 年 2 月 28 日从美国"起程"，历经两月余的海上奔波，终于同年 5 月 12 日抵达山西太原市（海运比较便宜）。当我手捧这本书初略欣赏之余，立即给远在美国的同学发出 email:...Thank you for your great help, for you have given me the opportunity to "communicate" with the world-wide nasal endoscopic scholars. When I read the chapters in this book with enthusiasm, it seems that I'm "swimming" in the ocean of knowledge. How I hope that I'll be a sponge to absorb all the nutrition necessary for a good surgeon as well as a scholar. 这是我收到该书时心情的真实写照，节录于此，以做留念。

有感而发

这是当时笔者收到漂洋过海从大洋彼岸寄来的图书时

写的感受及发给朋友的电子邮件的片段

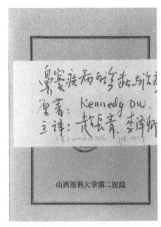

翻译文件夹

（其中每一页的打印件处处都可见专家

日夜兼程精雕细琢的修改校对笔迹）

卷首语

谨将此书献给我的家人、老师和那些推动鼻科学领域进步的同事。妻子 Eddie 鼎力相助，使我得以在这一方兴未艾领域安心钻研学问和教诲；儿子 Garrett 和女儿 Kirin 因我忙于外出教学或工作失去了本该享受的部分童年之乐；我还要感谢诸位对此书的厚爱和理解，并将此书奉献给诸位。

David W. Kennedy, MD, FACS, FRCSI

谨以我诚挚心绪献给在此项工作中与我一起努力、一路携手支持、精诚协作，并以此奉献鼻科学及鼻窦手术知识的诸位，衷心希望此书能够让诸位有所裨益。

William E. Bolger, MD, FACS

谨将此书献给我的妻子，是她的爱心、支持和奉献为我的事业和成就奠定了基础。

S. James Zinreich, MD

序

1984年夏秋季，David Kennedy曾跟我谈起鼻窦手术的一种新方法。当时我刚担任Johns Hopkins医院耳鼻咽喉-头颈外科主任，而且习惯于鼻窦手术的经典进路，因此对David的观点持怀疑态度。David 对鼻窦生理学的认识和理解源于那时Hopkins医院先进科研设备的Donald Proctor的教导。David探索这种新术式的热忱和激情由此被点燃，因无法拒绝他的请求，因而，我们一同去配置所需的鼻内窥镜手术设备，并由David首先在解剖实验室开发这项技术。

David不负众望，首先在实验室经过仔细而系统的研究开发了这项技术，尔后才将其应用于病人。他潜心阅读，精于实践，善于发现问题，并坚持不懈地去寻求其答案。今天，也就是16年之后，David已经成为一名鼻窦内窥镜外科手术的大师、临床医师、研究者和学术带头人。他在鼻窦疾病的临床治疗领域培养了许多的医生，也为我们对鼻窦炎病理生理学的认识做出了贡献。

David还很快认识到高质量的影像检查在鼻窦炎诊治中的重要性。他与Jim Zinreich（一位天才的神经放射学家，曾开发并完善了鼻窦成像技术）协作，将鼻窦疾病的诊断和治疗方法赋予了新的内涵。在这本书里，Kennedy、Zinreich和Bolger就鼻窦炎及其相关疾病的内、外科领域进行了系统而权威性的论述。同时他们还收录了一批临床造诣较深、学术影响较大的国际知名专家参与编写。鼻窦疾病，特别是慢性鼻窦炎，是临床上最常见的疾病之一。本书论述精辟，无论对耳鼻咽喉-头颈外科入门者，还是富有经验的临床医师，都将有指导作用。

Michael M. E. Johns, MD

Chairman and CEO, Emory Healthcare

Executive Vice President for Health affairs, Emory University

Director of the Robert W. Woodruff Health Sciences Center of Emory University

（刘玲 译 赵长青 校）

前言

那些与慢性鼻-鼻窦炎患者打交道的人知道，这种疾病对患者生活质量的影响要比你原想象的严重得多。慢性鼻-鼻窦炎发病隐匿，是最常被误诊的主诉之一。该病在全球影响着数以千计未能获得充分诊治的患者。家家由于外出开会和授课而招致疾患。无论在发展中国家还是在发达国家，每晚多变的问候都是一你到的正是地方，这里一定是鼻窦炎的重灾区。

近年来，我们对鼻-鼻窦炎的认识明显加深，诊治能力不断提高。同时，该领域长期相对忽

陶正德教授修改校对笔迹－1

视的临床和基础研究也开始复苏。

本书的目的是提供一部由本领域国际知名的学术带头人编写的专业书，并就鼻-鼻窦炎的诊断、治疗和手术进行全新而详尽的论述。和所有书一样，本书还存在一些瑕疵；有些章节需要"扩容"，有些则需要压缩，还有一些本应包进来但却没有写入。我要特别感谢每一章节的作者，感谢他们的辛勤工作和在本书出版过程中表现出的倾慕大的耐心。

还是一名住院医生的时候，我就常常思考那些上去疗效甚微的鼻窦疾病的治疗方法。后来我终于有幸与 Donald Proctor 共同进行一项有关鼻窦粘膜纤毛清除的研究课题。临床工作中，他还教诲大家内窥镜诊断的重要性以及鼻窦在致病过程中的关键作用。我早年作耳科医生时就知道，鼻窦及鼻窦疾病对咽鼓管功能的影响是显而易见的。因此，如果考虑患者的鼻窦疾病对耳部疾病的发展影响较大，我们常会对其实内内科治疗和显微镜下鼻内筛窦切除术。

70年代末，我曾为一本杂志撰文介绍 Messerklinger 教授的经典之作："鼻内窥镜检查法"（Endoscopy of the Nose）。Messerklinger 教授所描述的鼻内窥镜诊断方法之精细性，前所未有，我被立刻深深吸引。但那时期贴近的根治性手术盛行与其实精细的诊断似乎并不道切。80年代早期，我有幸与 Messerklinger 教授在一次会议上相互交流，并亲眼目睹了他所展示的粘液纤毛清除方面的出色工作。所有这一切，加上他原先提出的内窥镜下精细手术的理念，重新点燃了我对鼻窦疾病的兴趣。

自从我们功能性鼻窦内窥镜手术的概念以来，我有机会去拜访许多杰出的鼻科学家，并从他们那里学到很多东西。这样一来，我的思维以及对该专业的思考就更加完善。本书为那些踏入这一令人兴奋的研究领域中的所有专家提供了了解鼻窦疾病发病机制和治疗的动态的知识。我们衷心希望本书将有助于提高临床工作水平，激励大家开辟新的研究领域。

David W. Kennedy，MD. FACS. FRCSI

（刘玲 译 赵长青 校）

致谢

首先要感谢给予我教诲的许多老师。他们为本书、也直接或间接地为本学科做出了贡献，因篇幅所限，在此就不一一介绍了。William McGowan 和 Harold Brown 教我如何成为一名外科医生，我的叔父 John McAuliffe Curtin 启发我对耳鼻咽喉科学的兴趣，George Nager 教我怎样真心关爱病人，Donald Proctor 使我领悟到研究鼻窦疾病的激动和兴奋，Walter Messerklinger 与我分享他的知识和技术，Michael Johns 鼓励我勇往直前，开创这一令人振奋的领域。往事如烟，历历在目，谨以此书献给那些曾经为本学科做出贡献的老师们。最后，我还要感谢那些后来者——他们将把高举火炬，通过持之以恒的科学研究、周密的临床观察、高质量的临床护理以及学术交流和无私教诲，把鼻科学和鼻窦疾病的知识继续推向前进。

David W. Kennedy, MD, FACS, FRCSI

我要感谢所有在我学习鼻科学并成为鼻窦外科医生的历程中给予关心和帮助的人们。我要感谢使我步入鼻科学领域、鼓励我继续深造并精心教导我的 David S. Parsons, MD, Frederick A. Kuhn, MD 和 David W. Kennedy, MD. 我还要感谢引导并指引我成为鼻窦外科医生的 David H. Thompson, MD 和 Norman M. Rich, MD.

最后，我要感谢多年来支持我并给予我学术指导的 Eric A. Mair 和 John D. Casler, MD. 这是一种自始至终的支持。这是一种价值无限的学术指导。

William E. Bolger, MD, FACS

陶正德教授修改校对笔迹-2

卷　首　语

谨将此书献给我的家人、老师和那些今后将继续推动鼻科学前进的同事。妻子 Eddie 鼎力相助，使我得以更深入了解和教授我在这一方兴未艾的领域所学到的一切；儿子 Garrett 和女儿 Kirin 因我忙于外出教学或工作失去了本该享受的部分童年之乐；我还要感谢诸位对此书的厚爱和理解，并将此书奉献给诸位。

David W. Kennedy, MD, FACS, FRCSI

谨以我在参与编写本书中所做的一切努力奉献给渴求更多鼻科学及鼻窦手术知识的读者们，衷心希望此书能对大家有所裨益。

William E. Bolger, MD, FACS

谨将此书献给我的妻子，是她的爱心、支持和奉献为我的事业和成就奠定了基础。

S. James Zinreich, MD

（赵长青　译　陶正德　校）

原著卷首语中文译文

序

1984 年夏秋季，David Kennedy 曾跟我谈起鼻窦手术的一种新方法。当时我刚担任 Johns Hopkins 医院耳鼻咽喉－头颈外科主任，而且习惯于鼻窦手术的经典进路，因此坦率地说，我对 David 的观点持怀疑态度。David 对鼻窦生理学的认识和理解源于那时 Hopkins 医院名誉教授 Don Proctor 的教诲，David 探索这种新术式的热忱和激情由此被点燃。所以我未予反对，我们同意配置所需的鼻内镜鼻窦手术设备，并由 David 首先在解剖实验室开发这项技术。

David 不负众望，首先在实验室经过仔细而系统的研究开发了这项技术，尔后才将其应用于病人。他潜心阅读，精于实践，善于发现问题，并坚持不懈地去寻求其答案。今天，也就是 16 年之后，David 已经成为一名鼻窦内镜外科手术的大师、临床医师、研究者和学术带头人。他在鼻窦疾病的临床治疗领域培养了许多的医生，也为我们对鼻窦炎病理生理学的认识做出了贡献。

David 还很快认识到高质量的影像检查在妥善诊治鼻窦炎中的重要性。他与 Jim Zinreich（一位天才的神经放射学家，曾开发并完善了鼻窦成像技术）协作，将鼻窦疾病的诊断和治疗方法赋予了新的内涵。在这本书里，Kennedy、Zinreich 和 Bolger 就鼻窦及其相关疾病的内、外科领域进行系统、详尽而权威性的论述。同时他们还邀收了一批临床造诣较深、科学论著丰的国际知名学者参与编写。鼻窦疾病，特别是慢性鼻窦炎，是临床上最常见的疾病之一。本论述述精辟，无论对耳鼻咽喉－头颈外科入门者，还是富有经验的临床医师，都将有指导作用。

Michael M. E. Johns, MD
Chairman and CEO, Emory Healthcare
Executive Vice President for Health Affairs, Emory University
Director of the Robert W. Woodruff Health Sciences Center of Emory University

（刘玲　译　赵长青　陶正德　校）

原著序中文译文

前　言

那些与慢性鼻-鼻窦炎患者打交道的人知道，这种疾病对患者生活质量的影响要比先前想象的严重得多。慢性鼻-鼻窦炎也是临床就诊中最常见的主诉之一，其发病隐匿。该病在全球都能见到，特别是当我外出开会和授课时都能意识到这一点。无论在发展中国家还是在发达国家，一句对我最多的问候话便是"你到的正是地方，这里必定是世界鼻窦炎之都。"

近年来，我们对鼻-鼻窦炎的认识明显加深，诊治能力不断提高。同时，该领域长期较被忽视的临床和基础研究也开始复苏。

本书的目的在于提供一部由本领域国际知名的学术带头人编写的专业书，它围绕鼻-鼻窦炎的诊断、治疗和手术进行全新而详尽的论述。但愿我们已能实现这一目标，但毫无疑问正如同所有的首版书一样，本书难免存在一些瑕疵；有些章节需要"扩容"，有些则需要压缩，还有一些本应包括进来但却没有写入。我要特别感谢每一章节的作者，感谢他们在本书出版过程中的辛勤工作和表现出的极大耐心。

当我还是一名住院医生的时候，我就常常关注那些疗效似乎不佳的鼻窦疾病的治疗方法。后来我终于有幸与医学博士 Donald Proctor 共同进行一项有关鼻窦黏液纤毛清除的研究课题。临床工作中，他还教诲我内镜诊断的重要性以及障窦在致病过程中的关键作用。我早年作耳科医生时就知道，鼻腔及鼻窦疾病对咽鼓管功能的影响是显而易见的。因此，如果考虑患者的鼻腔疾病对耳部疾病的发展影响较大，我们常会对其实施内科治疗和显微镜下鼻内筛窦切除术。

70年代末，我曾为一本杂志撰文介绍 Messerklinger 教授的经典之作："鼻内镜检查法"（Endoscopy of the Nose）。Messerklinger 教授所描述的鼻内镜诊断方法之精确性，前所未有，我立刻被深深吸引。但那时盛行的都是剥脱黏膜的根治性手术，大家还不满是为何要进行如此精细的诊断。80年代早期，我有幸与 Messerklinger 教授在一次会议上相互交流，并亲眼目睹了他所展示的黏液纤毛清除方面的出色工作。所有这一切，加上他原先提出的内镜下精细手术的理念，重新点燃了我对鼻窦疾病的兴趣。

自从我们首次提出功能性鼻内镜鼻窦手术这一概念以来，我有机会去拜访许多杰出的鼻科学家，并从他们那里学到很多东西。这样一来，我的思维以及对该专业的思考就更加完善。本书为那些沉醉于这一令人兴奋的研究领域中的所有专家简要介绍了现今对鼻窦疾病发病机制的认识和治疗的进展。我们衷心希望本书将有助于提高临床工作水平，激励大家开辟新的研究领域。

David W. Kennedy, MD, FACS, FRCSI

（刘玲　译　赵长青　陶正德　校）

原著前言中文译文

致　谢

首先要诚挚地感谢给予我教诲的许多老师。他们为本书、也直接或间接地为本学科做出了贡献，因篇幅所限，在此就不一一介绍了。William McGowan 和 Harold Brown 教导我如何成为一名外科医生，我的叔父 John McAuliffe Curtin 启发我对耳鼻咽喉科学的兴趣，George Nager 教我怎样真心关爱病人，Donald Proctor 使我领悟到研究鼻窦疾病的激动和兴奋，Walter Messerklinger 让我分享他的知识和技术，Michael Johns 鼓励我勇往直前，开创这一令人振奋的领域。往事如烟，历历在目，谨以此书奉献给那些曾经为本学科做出贡献的老师们。最后，我还要感谢那些后来者——他们将高举火炬，通过持之以恒的科学研究、周密的临床观察、高质量的医疗护理以及学术交流和无私教诲，把鼻科学和鼻窦疾病的知识继续推向前进。

David W. Kennedy, MD, FACS, FRCSI

我要感谢所有在我学习鼻科学并成为鼻窦外科医生的历程中给予关心和帮助的人们。我要感谢使我步入鼻科学领域、鼓励我继续深造并耐心教导我的 David S. Parsons, MD, Frederick A. Kuhn, MD, 和 David W. Kennedy, MD。我还要感谢引导并培养我成为鼻窦外科医生的 David H. Thompson, MD, 和 Norman M. Rich, MD。

最后，我还要向多年来不断支持我并在和通道相处方面给予我最珍贵教训的 Eric A. Mair, MD, 和 John D. Casler, MD。

William E. Bolger, MD, FACS

（赵长青　译，陶正德　校）

原著致谢中文译文

二

向美国原著作者 Kennedy 教授赠送译著

2015 年 5 月 26 日

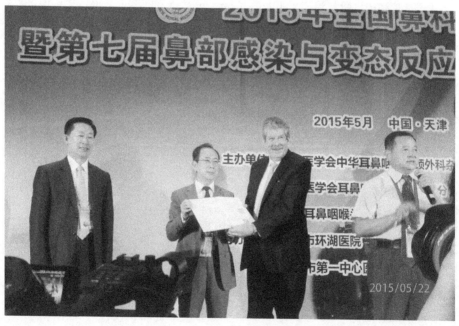

赠书仪式（2015 年，天津）

从左到右依次为韩德民院士、笔者、Kennedy 教授和许庚教授

2015 年 5 月 22 日在天津召开的全国鼻部感染与变态反应专题学术会议及中国鼻内镜技术 30 年回顾展上，我与南京李泽卿教授主译的美国 Kennedy 教授所著《鼻窦疾病的诊断与治疗》在展区展出。会议安排了我向特邀与会的美国著名鼻内镜手术专家、美国鼻科学会主席 Kennedy 教授赠送译著仪式。仪式由中国工程院院士韩德民教授和中华医学会耳鼻咽喉头颈外科学分会鼻科学组前任组长许庚教授共同主持。我赠书后即席英语发言，获得了与会 1300 余名同道的热烈掌声，为会议及回顾展增添了色彩。

《鼻窦疾病的诊断与治疗》原著由 Kennedy 教授及同事于 2001 年用英语写就并出版。鉴于 Kennedy 教授在国际鼻科学界的影响和贡献，该书一直是国际范围内本学科标志性的参考书，内容包括了当今鼻内镜手术的原理与实践，是不可多得的好书。我与南京李泽卿教授牵头组织国内外专家，历经两年精心翻译，终于在 2006 年成书并由中国医药科技出版社出版发行。全书中文版 65 万字，由韩德

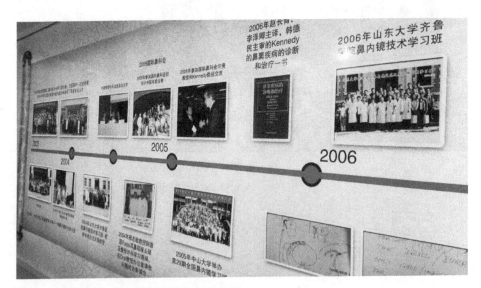

鼻科学 30 年回顾展一角（其中包括笔者等担任主译的译著）

民院士主审。此译著的出版，为推动我国鼻内镜手术的普及与开展，加强国际学术交流与合作，起到了积极作用。

今年恰逢中国开展鼻内镜手术 30 年，Kennedy 教授应邀参加会议并作学术报告。会议学术委员会研究决定由我作为主要翻译人员代表，将对我国鼻内镜手术开展产生推动作用的此书中文版，赠送给原著（英文版）主编之一 Kennedy 教授。当我将该书中文版送给 Kennedy 时，全场掌声雷动。我以娴熟的英语简述了该书的精妙独到之处和翻译过程，瞬间拉近了与在场的国际国内同道们的距离。Kennedy 教授激动地说："我仅仅在鼻内镜学术方面做了一点点工作，没想到竟获得如此高的荣誉，更没想到中国学者早在 10 年前就已将书翻译成中文出版发行。今后我将继续与中国同道合作，共同为发展人类鼻科学事业做出贡献。"《鼻窦疾病的诊断与治疗》的英文版封面及主译赵长青、李泽卿两位教授的名字，与国内外同道们的其他"作品"图片文字实物视频等，同时在会场专门辟出的"中国鼻内镜技术 30 年回顾展"区域展出。

三

曾经为翻译本书做出突出贡献的恩师——陶正德教授在美国病逝

2015 年 5 月 15 日

昨天几乎同时收到了从湘雅医院老师和加拿大师兄发来的短信和微信，得知陶正德老师已于 13 日夜间睡眠中因心脏病突发病逝，享年 84 岁。

陶老师 1993 年移居美国，1995 年专程回国参加当年博士生毕业答辩，2000

年初曾经在当时居住的加州 Oakland 再次面对面指导学生，2004 年应邀来山西作学术报告，之后常有电话交流。陶老师是影响了几代学生的学术楷模。

陶老师有业内秀才之美称。中文外文功底扎实，精通英文、俄文、日文等。文笔堪称一绝。图书馆、办公室、教研室、实验室，随处可见陶老师的遗作。

陶老师属于典型的学术型导师。三年的学习，给了我一生享受不尽的财富。我曾经于 1992 年到 1995 年在湘雅医学院攻读博士学位，期间发生的事历历在目。

导师到处找学生是为什么事？一次，陶老师一口气爬到研究生宿舍 6 楼找我，当听同学说我去食堂了，陶老师又一路直奔目标。可是不凑巧，没有找到我，于是陶老师再次爬上研究生高层宿舍。为什么事情这么急呢？原来是编辑部转来一堆材料，有审稿，有改稿，还有其他杂事。陶老师要我一个晚上火速把一篇上万字的论文按照编辑部要求改写成不超过 5000 字的文章。于是我先阅读，后动笔，一个通宵完成任务。后来陶老师逢人就讲，我招了一个外校的博士研究生，肯下

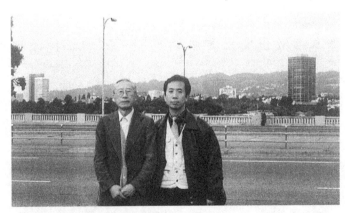

看望恩师陶正德教授（1999 年，美国旧金山）

功夫，居然短时间内完成了几乎难以完成的任务。这当然是导师给我机会，让我历练、鼓励我成长的天赐良机，我怎么肯错过！

每次审稿都是我学习的极好机会。老师在我初审意见上面的看似简单的一个改动，其实那是老师的神来之笔，可谓画龙点睛。跟随老师审稿还有意外的收获。我印象特别深的就是陶老师的行书风格：干练有力，龙飞凤舞。能用一张信纸写完的，哪怕是把"边角废料"用上，也绝不多浪费一张纸。

由于陶老师几乎每天都能收到编辑部大量的待审稿件，有时候需要突击完成，于是陶老师家成了我最常光顾的地方。陶老师的工作效率特别地高，常常是从家出来，推一辆自行车，边走边说。有时候没等我反应过来，任务已安排完毕。

2004 年我牵头翻译 65 万字的英文版著作，期间陶老师恰好应邀来医院进行学术讲座，于是我利用这样一个千载难逢的好机会，给老师一大堆"咨询"，其实是想请老师帮助校对稿件。没想到，老师一两个晚上就修改了几十页，其修改笔记和相关材料至今仍然保存在我书柜。后来这本书如约出版，实现了率先翻译美国鼻内镜手术第一把交椅 Kennedy 教授所著英文版著作的愿望。这其中就有陶老师的贡献。

后来陶老师还经常打来越洋电话，关心学习，关心身体，关心学科发展……

陶老师的大幅照片，与另外三位我正式"拜师"的国内外"导师"的照片，一直悬挂在我办公室书柜上面，目的就是时刻提醒自己：滴水之恩，当涌泉相报。

如今，陶老师已经驾鹤西去，但是其精神永存，后者将激励晚辈们继续前辈未尽的事业，把聪明才智奉献给我们正在从事的工作，踏着前辈们的足迹，开创美好的未来。

四

《鼻窦疾病的诊断和治疗》

中文版译后记

2006 年 8 月 21 日

　　还是在我刚刚收到该书原版、随便浏览时，就不时被书中一针见血的描述和精彩无比的图片所打动。稍加揣摩，即发现该书的组织、内容的安排直至配图说明均独具匠心，令我爱不释手。尔后，当我平心静气仔细阅读全书时，更是被全书处处闪烁的亮点所吸引，恨不能即刻将时钟停止，尽情游弋于知识的海洋，像海绵一样吸收全人类知识的精华，用以"强身健体"，提高工作的能力。阅读一篇一篇零散的论文和阅读专著令我有不同的感受：前者只是一份相对简单的快餐，而后者则犹如名师制作的一桌美味佳肴，读者可以从中系统而全面地理解大师们精湛的技艺以及支撑这些技艺的更为精湛的理论。读过该书原版后即会有这种感受。其次，本书的主编 David W. Kennedy 等均是当今世界一流的鼻科学家，他们不仅临床与理论并重，而且注重开发新的"产品"（如新式手术器械等）。作为青年临床医学工作者，有责任肩负起中外学术交流的重任，自觉地投身科教兴国、富国强民的祖国建设中。基于此，决定尝试翻译此书。

　　但毕竟，翻译如此专业和高水平的书不是一蹴而就的事情，它需要具备专业知识背景的科学工作者，在吃透原文的基础上，按照"信、达、雅"的原则，以另外一种文字创造性地再现原版书的全貌，三者兼备，谈何容易！"一方水土养育一方人"，即该书原著者与承担尝试翻译此书的各位生活、教育和工作的背景差异较大，在此方看似简单而明了的表述，在彼方可能一筹莫展。兼具此四者，实属不易。承担本书翻译的一群耳鼻咽喉科同道，克服困难，历经一年有余，夜以继日，废寝忘食，终破此四者，付梓印行。身临其境，感受颇深。限于篇幅，译者愿奉献其中若干与大家分享。

在修辞学方面，该书原著文笔流畅、论述精辟、插图精致，如何将其"原汁原味"地以另外一种文字再现，绝非易事。为此，如前所述，译者首先注重文字表达，尽量使译文达到"铿锵有力、掷地有声"，并时刻思考这样一个问题，即如果另外"组阁"翻译队伍，并将其译文与现在的译文比较，给读者以"如出一辙"之感呢，还是"雾里看花"甚至将此作为笑柄呢？译者在翻阅并有选择地研读有关修辞学（如《语言学纲要》等）的基础上，动笔之前主要做了以下一些"铺垫"：①注意区别口语和书面语的异同：对于操持某种母语者而言，除特殊情况外（如先天性或遗传性感音神经性聋），言语是"与生俱来"（但还需经过呀呀学语的阶段）的能力，但其决不等于语言，更不等同于书面语，后者是规范而合乎逻辑的口语的再现。因此，做到翻译的"信、达、雅"，此为第一步。②注意科学性：既吃不透原文，又如何忠实地再现原文？因此在翻译过程中，每一章节，均先抽取"小样本"（即一小段文字），反复推敲、揣摩原作者要表达的内容。有时为了一个词或一句话，往往或求教于"身边"的外籍有识之士，或求教于远隔千里、万里的老师或同道，遣词造句，字斟句酌，力争避免囫囵吞枣或模棱两可，即要使读者"一目了然"，而不能因文字表达方面的问题给读者增加额外的负担。在总结"小样本"的基础上再将其放大，直至将整个章节译出。

动笔之后、翻译过程中主要注意了以下一些方面：①注意学科间的渗透性及学科的先进性：鼻科学作为单独的耳鼻咽喉头颈外科领域的一个分支学科，不可避免地与相邻学科发生"碰撞"，因此不可避免地带有相关学科的"烙印"（这也正是该学科不断发展的助推器），这样的例子在全书随处可见。这就要求译者必须注意学科间的交叉，虚心求教，请教相邻学科的专家，以求先吃透原文。如原著第27章"内镜手术在肿瘤治疗中的应用"（Role of Endoscopic

Surgery in Tumors）在谈及手术器械时，曾有这样一段描述："Of course, a microscope and self-retraining specula may be employed instead of a 0° endoscope. The microscope can offer the advantage of having both hands free, as is needed in surgery at the skull base or in the sphenoid sinus. However, visual deflection optics are generally indispensable when it comes to controlling niches and recesses, especially in endonasal tumor surgery." 文中加下划线者何所指呢？其实这段文字的重点在于强调：带有偏振光学设备的显微镜，既可使术者腾出双手，又便于观察到诸如蝶窦外侧壁视神经和颈动脉之间的隐窝之类的结构。②用"心"翻译：该书原著的特色之一是许多插图不仅图文详略得当，而且图片的放大倍数、标注方法和标注位置，特别是插图说明均很科学。例如，原著第 14 章"鼻窦疾病的并发症"（Complications of Siuns Disease）在提及鼻窦炎的眶并发症时，其中的图 14-1 用 A、B、C、D、E 五个示意图详细说明了眶并发症五个不同的发展阶段，重点在"图"，而文字很精练；原著第 27 章的插图（图 27-1 到图 27-5），每一组插图的文字说明均非常详细，再辅之以影像学图片、内镜图片或示意图，使读者的视线一旦与之接触，即"流连忘返"，可以说每一组插图都做到了图文并茂，而且每一组插图均可"自成体系"，构成一个完整的"故事"。译者必须领悟作者如此匠心独具的安排，以免译文"丢三落四"，破坏了原著的风格，甚至将经典沦为糟粕。经常遇到的情况是，当揣摩直至搞清楚一个词或一段文字后，咽喉往往因注意力过分集中而干涩，但此时或许最能体会"虽苦犹甜"的内涵。③注意中英文的"匹配"：原著第 21 章"儿童鼻窦手术"（Pediatric Sinus Surgery）在介绍鼻窦炎的保守治疗时，提及用"高渗盐水灌洗鼻腔"，还专门附表 21-1 Handout Given to Parents for Nasal Irrigation[鼻腔灌洗（患儿）父母须知]予以说明。仔细分析发现，该附表内容详尽（占 1/2 个版面），从灌洗鼻腔的好处，到如何自己配制盥洗液，再到使用注意事项，最后是附加说明。但该附表的终端读者除医生外，也有可能是患儿的父母，故翻译时既要通俗易懂（即以类似科普文章的风格翻译），又要不失其科学性，译者将其称作翻译过程中的中英文"匹配"，意即在于此。

无论动笔之前的有意"铺垫"，还是动笔之后、翻译过程中的用"心"，目的只有一个，即渴求翻译的"信、达、雅"。为此在翻译过程中，通常安排具备上述条件者作为二线，担任校对，以求对文字的进一步润色和对译文的严格"把"关；而安排初出茅庐的后起之秀作为一线，担当翻译的重任，并且一线和二线经常互换角色。因为既是初出茅庐，就不可能无可挑剔，而有时沿着初出茅庐者原来的译文进行校对，不仅费时耗力，而且不易出精品，为此又经常将二线调整到一线，重新翻译。如此"翻来覆去"，直至暂时挑不出毛病。

五

翻译感悟与精粹赏析

兼作《额窦》中文版译后记

2008 年 9 月 3 日

《额窦》中文版历经全国同道两年余的努力，终于付梓印刷。不论读者将怎样评价这本书，我自己在翻译和组织翻译的过程中，心灵又受到一次震撼，同时也先睹为快地欣赏了原版书中的许多亮点，在此愿与大家一起分享，若有错误或荒谬之处，恳请指正。

注：中文版《额窦》于 2007 年由上海科技教育出版社出版发行

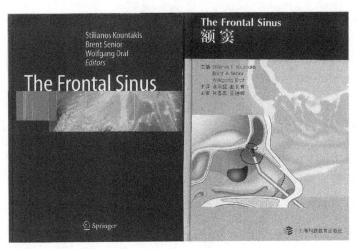

《额窦》英文版封面　　　　　　　《额窦》中文版封面

先谈翻译感悟。

翻译是再创作：好的译文应该不仅达意，而且传神。换句话说，译文就是原文的翻版，从这个意义上讲，译作者就是原作者的代言人。如果原作者深谙中文的话，那么当他（她）阅读译文时的感觉应该跟原著完全或几乎完全一致。如此翻译，原著中的亮点，同时当然也就是译文中的闪烁之处；读者完全没有读外文的感觉，即是说，译文没有翻译腔。这样的译文才便于中外学术交流。要求每位译者都达到这样的标准略显苛刻，但却是努力的方向。

翻译要传神：如果说达意还基本上属于翻译最基本的要求也就是理解范畴的话，那么传神就属于更高一层的如何表述的范畴。要把原文中大到概念、观点，小到遣词造句、标点符号之类的内容，用最贴切的语言翻译谈何容易！一般需要具备扎实的外文功底、相当的中文修养、综合的审美情趣，以及一定的专业造诣。通过外语等级考试，或曾在国外留学生活，不等于就有扎实的外文功底，后者需要潜心阅读原版外文图书并在阅读过程中细心揣摩作者的意图和表述。把外文直译为语法不同、字词错误、连中国人也看不懂的支离破碎的东西，干脆就不叫翻译，而是对原作的随心所欲式的糟蹋。其次，会讲话和会写作根本就不是一个概念，中文修养需要规范的培训和积极的写作锻炼。综合的审美情趣则取决于译者自身的教育背景、工作环境、文学修养、艺术鉴赏能力等。要达到翻译传神的水平，非得下功夫先把要翻译的内容熟读若干遍并仔细钻研其中的难点直至对其中的内容了如指掌不可，正如演员粉墨登场之前要对剧中人物仔细揣摩直至达到出神入化的表演境地一样。

翻译是心灵的升华：翻译是原著的艺术再现，当译者漫步在原著中，目睹一幅幅精雕细琢的图片，阅读一行行匠心独具的论述，感受到的绝不仅仅是专业的熏陶，准确地讲，应该是心灵的升华。一个学者，如果在得到专业熏陶的同时，还有提升心灵层次的机会，这样的美差，谁愿意丢掉？！

翻译赏析

该书英文版原著由德国和美国等世界一流的62位鼻科学专家集体编写而成，代表了当今该领域的最高水平。限于篇幅，此处仅提取其中的若干闪光点进行赏析。

（1）"看图说话"：书中许多插图制作精美，自成一体，通过阅读图片即可了解大致内容。如第17章"额窦CSF漏"在介绍额隐窝CSF漏的诊断及内镜修复技术时，围绕脑膜脑膨出导致的CSF漏，连续用3组6幅图片（图17.1～图17.3）先以CT及MRI提示病变的位置，接着显示额隐窝CSF漏荧光造影的实时影像图，然后介绍用鼻中隔骨及黏膜逐层封闭漏口，最后介绍内镜修复6个月后窦口情况。有一定临床基础的读者，只要浏览这些精美的图片，即可知道"故事"的梗概。因此本书作为一本工具书应该是非常有用的。

又如第20章"鼻内镜下额隐窝手术径路"，开篇即以一幅类似工笔画的线条图（图20.1）将额隐窝及其比邻解剖关系展示给读者（注：该图已多次被引用），接着用4幅连续的图片（图20.2～图20.5）顺序介绍如何使用90° 刮匙插至鼻丘气房的顶壁上方，以便向前下刮除时清理鼻丘气房的后上部分；然后在介绍55°及90°额窦咬切钳的平面图及该咬切钳的具体应用；最后介绍如何用额窦探子把碎骨片从额窦移动至额隐窝以便最后清除。为说明额窦气房中的变异情况及其具体处理方法，专门用4幅图先介绍Ⅲ型额窦气房的CT所见（图20.6～图20.7，注：Ⅲ型额窦气房指源于筛窦、突入额窦的单一较大的气房），然后介绍额隐窝病变手术前内镜所见（图20.8），将Ⅲ型额窦气房直观地展示给读者，最后介绍鼻内镜手术2年后额窦开口情况（图20.9）。在该章结尾处，作者没有忘记提醒读者：额隐窝周边的气房，特别是鼻丘气房，犹如一个瓶塞（a-cork-in-a-bottle），若想开放额窦，非"拔"其不可。沿着作者的思路细心阅读科学编排的图片，犹如品尝一杯酿造优良的葡萄酒，越品越有味。

（2）异曲同工：对同一疾病，提供不同的治疗模式，力求达到最佳的治疗效果。例如对慢性额窦炎以及复杂额窦疾病的内镜处理，先后用若干章节分别予以介绍，使读者可以根据自身的知识积累、器械配套等，再结合病人的具体情况，在治疗路径方面进行适当的取舍。第20章"额隐窝径路"先描述常规的额隐窝手术径路，接着以第24章"Draf Ⅰ～Ⅲ型鼻内额窦引流术"、第25章"鼻内镜下改良Lothrop手术"分别展示额窦疾病更进一步的处理方式，使读者通过阅读和比较找出该两种方法的异同，以便灵活应用。之后，又以第27章"鼻内镜下经鼻中隔额窦切开术"介绍进入额窦的另外一种方法。如果说，Draf Ⅲ型额窦引流术，就等同于改良Lothrop手术，也类似于endoscopic frontal sinus drillout，那么经鼻中隔额窦切开术，则另辟蹊径，直接从额窦底进入额窦，但需要对额窦三维结构有准确的把握。

（3）相得益彰：本书作者尊重历史，开篇第1章即以"额窦手术的历史"将各个不同历史时期具有里程碑意义的标志性额窦手术方法予以介绍；然后在篇尾先以第30章"额窦疾病的开放术式"介绍鼻内外径路开放额窦的主要术式，然后以第31章"骨成型额窦切开术及额窦缺损重建术"重点介绍复杂额窦病变（例如肿瘤、外伤）鼻外径路进行病灶切除和重建额窦解剖结构的基本方法。虽然经鼻鼻内镜技术是处理额窦病变的主要方法，但鼻外开放术式仍有其一席之地。读者通过仔细阅读即可发现，这些看似"过时"的术式其实正是当今额窦手术发展的基石。由于前后呼应，本书内容的编排相得益彰，至全书结束，读者仍有思考的空间，而这正是一本好的书使人"一册在案，爱不释手"的道理所在：它能给予读者的附加值远远超过其版权页标明的货币价值。

第五篇

职业感悟

医者仁心

一

临床是平台，患者是恩赐

——兼谈临床实践中的医患心态

2014 年 10 月 22 日

您是否听说过从来不看病的医学专家？是否听说过直接从实验室走来的外科医生？一定没有。为什么？因为临床是医生成长的平台，再高明的医生也离不开临床这个大舞台。当然说到临床，自然少不了两位主角——医生和病人。

换位思考。当病人抱着一腔热血满怀期待就诊时，作为一名临床医生，应该仔细甄别病情，冷静慎重地下结论，无论是诊断还是治疗。前些天，遇到一位声音嘶哑的中年女性，初步检查考虑为一侧声带固定，那么具体的病因是什么呢？后来的胸片显示，气管被不明肿物压迫且已经被挤压到远离中线的位置。后来这位病人采纳了医生的建议转到兄弟科室做进一步的检查和治疗。其实这样的例子几乎天天都会发生。所以，换位思考，有助于把握临床工作中遇到的具体问题，给病人指一条路，争取最佳的诊疗。

临床实践。清茶一杯，报纸相伴，毕竟不是作为一名临床医生的首选。脱离了实践的医生，无法解决病人的问题，所以从这个角度讲，当然就离不开平台的另外一个主角——病人。也正因为如此，作为医生不能嫌弃病人。一次查房时发现一位77岁的男性病人，以一侧鼻前庭炎收入院。该病人之前有多年的萎缩性鼻炎病史。但是奇怪啊，一侧鼻前庭连同鼻翼和面颊部大范围肿胀，伴体温升高，当摘掉口罩接近病人时，一股特殊的味道给了医生最直接的证据。于是我们采用诊断性治疗和局部活组织检查。几天后病理报告出来了：T细胞淋巴瘤。试想，如果没有床边亲自察看病人，包括必要的"嗅诊"，何以得出这样八九不离十的初步判断呢？所以一句话，实践是成功之道。

医患情深。作为医生要从心里爱护病人，并且要体现在日常的工作细节中，比如上述的"嗅诊"。要设身处地为病人着想，以病情需要作为唯一的选择。作为病人，要充分理解医生的建议，尽可能提供详细的病史等，以便有助于医生决策。

依托临床这个大舞台，医生与病人几乎无时无刻不在沟通。让我们深刻理解"语言、药物和手术刀"这三种"武器"的内涵，共同构筑美好的未来。

二

身心合一

2010年7月14日

治病救人并非新话题，但没有亲身经历恐难真正理解其含义。

听说一位来自云南少数民族地区的兄弟，因为上嘴唇疖肿导致感染蔓延最终使一侧鼻孔闭锁，另一侧几近闭锁。这位老兄别说讲普通话了，就连听普通话都是问题，因而显得沉默寡言，但从其不经意间透出的眼神中可以发现其渴望得到医治的心情。笔者仔细检查后证实为前鼻孔闭锁，随即进行了手术，使这位老兄闭锁多年的鼻孔终于可以痛快地自由呼吸了。手术后半年随访时，医生意外地发现这位老兄精神抖擞，嘴唇红润，问其何故，老兄回答，鼻孔闭锁的那些年，上唇麻木，心情沮丧，而且由于呼吸不畅，干不了体力活，现在手术做好了，不仅鼻孔通气了，面部血液循环也改善了，还找了一份像样的工作呢。

所以啊，做手术医治的不仅是躯体的疾病，还直接影响心理和精神呢。下面这个例子就更有意思了。

年过七旬的刘大爷，因为一侧前额区的包块而就诊整形科，本准备进行美容手术，但经会诊考虑为肿瘤而转科进行了手术，病理检查证实为非常罕见的额窦原发恶性肿瘤。手术后半年复查时，刘大爷告诉医生，手术前经常把一个影像看成两个（医学上称之为复视），而且不经意间小便经常失禁，搞得满身尿骚味，手术后这些症状完全消失了，不仅刘大爷高兴，全家人都乐不可支。刘大爷还告诉了医生一个听起来似乎有点儿离奇的故事：小时候在老家干活时总不能推着碾子转，因为一转就眼花头晕；后来到部队后因为视力的原因没法拿枪当步兵，只好当了炮兵。这次手术后感觉这辈子从来没有过的爽，连儿女都觉得不可思议：这手术还能有这么神奇的效果？

读到此，您可能已经明白了笔者的意思，生命的标志，不仅在于呼吸、心跳、脉搏和血压这些基本的特征，也不仅是一般的意识或思维活动，它还应该包括更高层面的精神心理活动，甚至叫灵魂的东西。这些活动源于富有生命力的躯体，但却远远高出单纯的新陈代谢意义上的生命。躯体疾病治好了，其他高层次的活动才能得以进行，否则就难以为继。

所以，治病救人的根本意义在于，把一个病者还原为一个完整的、具有健康的体魄和健全的思维，同时又有高尚情操的人。

　　附：看病要把脉，即全面的诊断，或者说精神、躯体疾病"双"诊断，缺一不可。门诊经常遇到不少这样的病例，由于患者自己没有意识到这方面的问题，所以一味将其归咎为躯体疾病，如果医生也不加以识别引导，治疗效果势必适得其反或大打折扣，故医者需要把握全局，避免见树不见林或顾此失彼。

三

医学科普——医生的职责

2011 年 10 月 9 日

　　常说，上医治未病。从这个层面讲，医生做一点儿科普，特别是医学科普，有助于医患沟通，防病治病。我在日常工作中常常遇到因不懂医学常识而四处奔波求医无果的病友，面对此情此景，如何发挥医生的作用，事关大局。现将一些印象深刻的例子整理如下，供大家参考。

　　某地的一位女士带着将满一周岁的孩子为了搞清楚呼吸困难的原因，到处打听求医，其足迹遍及京沪等的大医院。后来经多次网上咨询后终于鼓足勇气来我门诊检查，住院。经连续 3 个晚上 3 位值班医生的密切观察，初步考虑呼吸困难"事出有因"，不属于耳鼻咽喉科的范畴，后到一墙之隔的儿童医院检查，最终确诊为胸腺肥大导致的呼吸困难。家长满心欢喜地带着小宝宝出院了。家长明白了"因为这种情况导致的呼吸困难将随着年龄的增加会逐渐减轻"的道理，长舒一口气，如释重负。

再举一例。某男士，因为一次进食时不慎刺伤咽喉部，而开始漫长的就医。先按咽炎治疗不理想，之后又拍片，把本来属于正常的甲状软骨上角当做异常的病灶对待，穿梭于各医院之间但始终没有获得满意的治疗效果。一次偶然的网上咨询以及随后的门诊检查，确定其为茎突过长（近5.0厘米）。但事已至此，无论病友还是其家属都被就医的历程搞得身心疲惫，精神几乎崩溃。原来进食刺伤咽部与茎突过长根本就风马牛毫不相关，纯属两件事情的巧合。

这样的例子还有许多。可见作为医生除了日常医院工作之外，普及医学科普知识也是义不容辞的责任。

那么如何做好科普工作呢？以我之见，至少应该注意以下几点：一是勤于笔耕，要不断在媒体发表文章介绍有关的医学科普知识；二是广开思路，要上电台和电视台宣传；三是深入基层，到社区，到乡下，为老百姓解答疑问，诊治疾病。

为了做好以上三方面的工作，平时要注重语言的提炼和语文水平的提高，能够用最浅显易懂的语言和文字把比较深奥的道理说出来，让老百姓喜闻乐见，听得懂，用得上。前几日，与一位律师交谈，该律师提及日常处理案件常遇到的问题时不无感慨地说，当今虽然已经进入电脑时代，漂洋过海留学已不是稀罕事，但许多人国学知识日渐薄弱，语文水平明显不能满足工作需要。比如，想说的话表达不出来，词不达意或言不由衷；逻辑混乱，条理不清等。从一个侧面反映了当今语文教学中凸显的问题：应用文写作差强人意。

前几日，遇到一位已经顺利手术后的病友家属。"当事者"是一位自幼因误诊误治而四处奔波、数次开刀的21岁小伙。耳朵流脓，自然容易诊断为中耳炎（但鼓膜至今完整无损，鼓室结构完全正常）；颈部流脓，自然容易联想到结核，于是反复切开排脓。乡村医生治不了，那是经验不够，省城大医院自然水平要高许多，于是又一再开刀，但仍不见效果，甚至还未及出院切口处又往外排脓了。其实，只要看一眼病友的外耳道和鼓膜，触摸一下颈部的刀口和多次治疗后留下的瘢痕，再结合病史，很容易就确诊为比较少见的第一鳃裂瘘了。病友四处求医未得疗效，原因是找错了"门",所谓"隔行如隔山",对耳鼻咽喉科大夫相对比较容易确诊的病例,如果另行其道,在大外科就诊,估计就比较麻烦了。

面对这样一位病友,如果拿深奥的人体胚胎发育过程中各组织器官相互融合不好,外胚层和内胚层位置颠倒等解释,病友会感到一头雾水,不知所云。如果再解释"鳃"器的类型、功能、发育过程等,就更深奥了。病友听不懂,自然无法领悟医生的意思,也就谈不上配合治疗的事情。

我是这样跟病友及其家属沟通的:耳朵流脓未必一定是中耳炎,外耳道炎也可以流脓,比较少见的瘘管也在流脓的疾病范畴;颈部流脓肯定有病灶,但这个病灶既可以是常见的结核等,也可以是像大家闺秀,足不出户,只偶尔探出个脑袋来瞭望一下的那些病,比如鳃裂瘘。人体胚胎发育过程中遵循严格的规律,各个组织器官各行其道,各得其所,互为邻里,互有边界。一旦越位或融合将招致出生后的疾病。经过这样的介绍后,家属略有所知,之后再结合病史和检查所见进行科普式的"聊天",病友及家属就完全理解了医生的意思了。我跟病友及家属交谈前后几次,每次都不超过半个小时,效果非常好。

四

"言以足志,文以足言"

——兼谈医患沟通中的文字表述

2012 年 6 月 3 日

无论门诊病历还是住院记录,始终绕不开的一个环节是文字表述,就是把医生经过检查后的所见所闻(望闻问切)真实准确地记录在案。这种表述的基本要求一是把病人的口语变成书面语，二是把非医学语言变成规范的医学用语。

日常沟通中还有另外的形式，比如借助网络的医患沟通，比如网站咨询和留言等。这种问答式的文字表述的要求应该高于前一种病历记录，因为在这样一种相对开放的空间的交流，可以突破前述的"两个转变"的模式，进而采用一种大家喜闻乐见的形式。

但是，无论病历记录，还是网络交流，一个核心的问题是不容回避的，这就是文字表述的严谨和美学。

许多医生以为，从事医疗工作多年，又有一定的工作经验，借助电脑和模板，完成一份病历仅仅是"弹指一挥间"的小事，其实不然。

古人云："言以足志，文以足言"。意思是说言语用来表达思想，文采用来修饰语言。恰好，几天前收到了我中学时期的一位老师送我的专著：语文沉思录。"抚今追昔"，掩卷沉思，我在想，作为一名负责任的医生，面对来自不同地域不同行业的患者及其咨询，把问题讲清楚，同时再注意语言美或文字美，一方面，使广大静候答复的患者朋友，看到一条条的答复后，既解除困惑又多多少少能感受到一点点的抚慰，进而能在医患之间通过互联网这样的一个"虚拟"空间建立真诚相待患难与共的友谊，岂不美哉。另一方面，作为记录病情载体的一份份经过医生精雕细刻的病历，将永载史册，无论何时何地，只要有机会翻阅这样的病历，一定会从中感受到记录者独特的人格魅力——持久绽放着国学和医学精华的精彩篇章。也只有这样的病历才具有挖掘不尽的资源。协和医院的三件宝之一——病历，就具有这样的价值。

我期待着这样美好的设想，一定能够借助一次次的答复，一篇篇的文章，一份份的病历，经过经年累月的努力，逐步实现，期待着。

五

如何看待专家的建议？

——兼介绍一例下咽部溃疡最终确诊为白塞病的经过

2011 年 8 月 26 日

提示 1：人是一个非常复杂的机体，不但表现为思维的复杂性，也常常表现为疾病的多样性及其表现的复杂性。

本例介绍的案例，初诊为下咽部溃疡，后因疑似恶性肿瘤而行活组织检查报告为化脓性炎症，经过几番周折后最终确诊为白塞病。

如果再往前追踪，此次确诊前 2 年还因消化道溃疡穿孔而进行了胃大部切除术。

在整个的就医过程中，病人及其家属亲友费尽心机也耗尽了心血。由于疾病表现的多样性和复杂性，相信每位接诊的医生都煞费苦心，在"谜底"（诊断）揭开之前，依据病人的情况，每位医生都提出了不同的处理意见。这就引出了如何看待专家建议和意见的话题。

提示 2：有关患者发病时间、主要症状、就诊医院等的描述：患者男，18 岁，两年前因十二指肠溃疡穿孔行胃大部切除术。半年后口腔和咽部出现溃疡。近两个月，出现吞咽困难，用过很多药物（西瓜霜喷雾剂、中药、华素片、维生素），效果不好，口腔溃疡反复发作，下咽部溃疡一直没好。因疑似恶性肉芽肿而行喉镜检查，发现下咽至一侧梨状窝溃疡，但病检结果系化脓性炎伴溃疡。病人渴望得到进一步确诊并进行相关治疗。

医生：您好！如您所述，病情确实比较复杂，希望前来医院检查。

患者：医生，您好，咨询了许多专家，仍考虑恶性，建议我们在全麻下取活检，这样可以取得深点儿，我家住外地，依您的意见，我们去你们医院取活检呢，还是在当地医院实施，期待您的答复。

医生：理解您的心情，也谢谢您对我的信任。但如我前次答复，病情确实比较复杂，即便考虑恶性要取活检，也并非不需要深思熟虑，还是谨慎为好。至于到哪里取，你自己来定，好吗？

患者：老师，您好，看了您的回复更愿意这样称呼您，我本人是患者亲戚，也是学医的，与您毕业于同一所大学，只是专业不同而已。我有些心急了，您的回复让我深思，也让我感动，我下周带侄儿去找您，去做进一步诊治。希望能顺利见到您！

数日后，病人家属及病人本人如约前来门诊检查。

医生：此次门诊详细查阅了您之前的检查结果和报告，除了血沉比较快，其他，如风湿免疫系列检查，都为阴性。依据检查所见并综合分析您的病情，这个病例给我的感觉更像是一个全身性的免疫性的疾病在局部表现且这种表现比较明显。建议到风湿免疫科就诊，做进一步的检查。

患者：医生好，我们后来按照您的建议去北京协和医院看的免疫科，最后确诊为白塞病，吃了药，现在溃疡已经好多了，谢谢您！

医生：终于搞清楚了，为您及孩子高兴。对于专家的意见，包括我自己在内，应该是尊重但不盲从，同意吗？

> 附：白塞病——最初认为是涉及皮肤、外阴和眼角膜的一种疾病，以后逐渐清楚这是一种累及多个系统的免疫性疾病。如表现不典型，常导致误诊误治。作为临床医生，如果比较关注免疫性和过敏性疾病，则对此类疾病的诊治，就会有比较超前一步的思路。

六

医患关系之我见

——兼谈疾病诊治的一点经验

2009 年 11 月 15 日

俗话说，食五谷杂粮者得百病。几乎没有不得病的神仙，只不过性质和程度不同而已。病人到医院就医希望明确疾病的诊断，继而治疗，恢复健康。从另外一个方面讲，凡是有责任感的医生，都愿意把接诊的每一位病人治好。这也是社会赋予医生的职责。但是，许多时候，医患之间的沟通出现一些障碍，认识出现一些偏差。有些是医生的原因，有些则与病人的理解有关。

举例：某日，一位中年男性就诊，主诉鼻通气差多年。经检查发现，该病人系严重的鼻中隔偏曲合并变应性鼻炎。于是建议，"双管齐下"，找出过敏原进行针对性的药物等综合治疗，同时进行鼻内镜下的鼻中隔偏曲的矫正。病人一口回绝，满脸怒气。究其原因，医生的建议与病人的初衷不符。但是，君不知，医生的建议是基于病情的需要。当然，您会说，看病不能只见树木不见林，还是要以人为本嘛。如果您是这位病人，想想该如何配合医生的检查和建议；如果您是这位接诊的医生，想想您该如何进一步与病人沟通。

再举一例。某男，20 岁，自幼一侧外耳道流脓病耳垂下肿胀流脓，以中耳炎治疗未见效；颈部多次切开未见效。病人痛苦万分。一日辗转来到医院就诊。接诊医生经过仔细的询问和检查，初步考虑系比较少见的第一鳃裂瘘，建议病人住院。后来经全身麻醉颈面侧联合切口探查，终于找到了"内鬼"，即病根，使困扰病人多年的疾病彻底治愈。事后，病人及家属感动万分，言不成语。这是一例病人按照医生建议及时治疗"亡羊补牢"的典型案例。

以上案例均来源于真实的临床经历，绝非杜撰。作为医生，我在临床实践中总是坚持一个原则，即必须实事求是地把病情和治疗的建议，通过通俗易懂的"普通话"交代给病人。至于病人是否采纳，取决于以下一些因素：理解是否到位，经济实力，工作生活安排，等等。

在多年的临床实践中，我养成了一种习惯，凡是疑难重大的手术，必须做到有备无患，胸有成竹。因此，周末闲暇，我经常带着问题思考，就连出差到外地也要设法挤出时间观摩名家的手术表演，切磋技艺。为了一台新的手术，遍查经典书籍，反复琢磨手术步骤等，已成了家常便饭。

前不久我收治了一位外耳道流"水"，耳后流脓反复切开的男性青年病人，经查考虑为第一鳃裂瘘。这是我科收治的又一位此类病人。我们术前精心设计手术方案。鉴于术前检查发现瘘管位于面神经出颅处的附近，与面神经相隔不过几个毫米，故采用先解剖面神经然后切除瘘管的方式，成功地为病人解除了痛苦。病人已经痊愈出院。

由于沟通和理解以及众多的其他原因，医患之间产生矛盾司空见惯，但是如何处置，考量的一是制度原则层面的规定，二是双方的综合素养。当然，真理只有一条，起决定作用的自然还是科学，即孰是孰非，标尺在前，越辩越明。

一次门诊时遇到一位怒气冲冲的家属，其直呼其名地走到我的面前，厉声质问："为什么把他亲人的鼻子搞塌了。"面对此景，经过仔细询问，原来这是一位以严重鼻塞为主诉就医、以慢性鼻炎手术的病友，手术标本当时送做病理切片，报告为慢性炎症。手术后一年余，该病友鼻梁塌陷，曾经到外院就医。初步了解情况后，我当即建议做鼻内镜检查，必要时取活组织做病理检查。报告很快出来了，是高度恶性的淋巴细胞瘤。看着这样的结果，我直面问题，告诉家属，此次鼻梁塌陷应该是鼻部恶性肿瘤所致，这也是恶性肿瘤的特点之一——"跨越式"转移，故鼻梁塌陷与前次手术无关，因为鼻腔虽然空间不大，但鼻甲与鼻梁不在一个位置，前次手术并未触动鼻梁。事已至此，家属非常感激，无言以对。问题也终于搞清楚了。

　　作为医生，我绝非有意袒护医疗工作中的问题。比如，有的医生，明明知道有手术指征，却一味强调药物治疗；反之，明明是药物治疗的适应证，却一味建议手术。这是两个极端。更有甚者，明明知道自己没有做过此类手术，却硬要摆着手术图谱"上阵"。

　　彼此信赖和真诚是医患和谐的关键，再好的制度也必然要靠高素养的公民去执行。让我们为了和谐的明天，健康的明天，做好今天的每一件事，以我们问心无愧的服务面对每一位病人。谢谢。

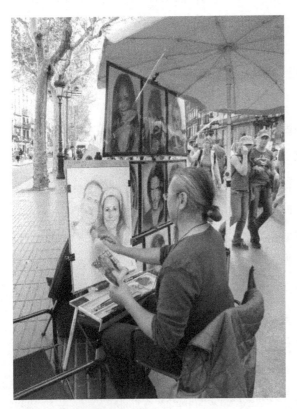

艺术之于生活——陶冶情操

医学之于生命——拯救灵魂

（2007年，法国巴黎）

论医德与医术

记者 孙茹　实习生 杨静　摄影 刘瑞刚

2009 年 12 月 24 日

医德，最重要的是医术
——访山西医科大学第二医院耳鼻咽喉头颈外科主任赵长青教授

赵长青教授是山西医科大学第二医院副院长，耳鼻咽喉头颈外科主任，主任医师。从早晨八点开始上班，到十点接受记者的采访，短短两个小时的时间，赵长青已经完成了交接班和查房的工作，并且给七八拨患者进行了诊断。八个小时的上班时间，对于赵长青来说远远不够，除了给患者看病、手术，他还要进行科研、教学，举办参加各种专业会议，作为医院的副院长，他还要负责医院的管理工作。每当夜幕降临，正常工作的人们都已经下班的时候，他才坐在办公室，打开桌上那盏台灯，开始对一天的工作进行总结，翻阅各种书籍进行科研项目的研究。

"医德最重要的是什么，就是医术，患者来医院不单纯是为了住宾馆、看笑容，是看病来了。没有高超的医术，就算你天天对着人笑，也没人来找你看病。"刚一见面，赵长青就说出了上面这一番话。

注：原文见《山西青年报》2009 年 12 月 24 日第 3 版

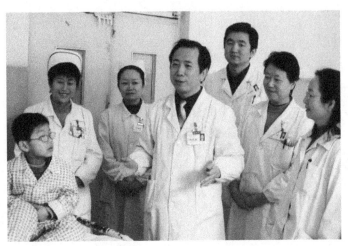

本书作者在查房（2005年，太原）

　　年轻时的赵长青就对医学有着极大的热情，为了弄清楚一个问题，他甚至利用周末时间，独自一人坐火车去北京的图书馆查阅资料。十几年前，查阅资料远没有现在互联网这么方便，当时赵长青为了弄明白一个肿瘤方面的问题，翻遍了医院图书馆所有的书，却还是没有找到相关资料。在一个周五的晚上，他自己一个人跑到火车站，买了一张去北京的车票。那时候去一趟北京，可不像现在坐动车三个半小时就到了，赵长青在火车上坐了一晚上直到第二天早晨六点才到达北京。

　　下了火车，赵长青就直奔图书馆。一进图书馆，他就看到很多白发苍苍的老者仍在静静地看书，"看着人家那么大年纪还在钻研着学问，我觉得自己有一种羞愧感。"赵长青一点时间也不敢耽误，立刻在书架上寻找起自己需要的书籍。找书、阅读、复印……在图书馆待了一整天，赵长青连饭都顾不上吃。当晚上捧着厚厚的一叠复印资料赶往火车站时，他才有了一点儿饥饿的感觉。

　　又是一晚的火车，当周日早晨回到太原时，赵长青看着手中厚厚的资料，开心地笑了。"当医生不是个轻松活儿，要是没有对专业的极大兴趣和激情，是做不了一个好医生的。"直到现在，赵长青还是会经常做出这种富有"激情"的事来。

　　上个月去北京开会，一天路过一个医院时，赵长青看到门诊布告栏有一则关于肿瘤讲座的消息，于是就悄悄地走进了会场，自己找了一个位子坐下来津津有味地听了起来。直到讲座结束，主办方的一位负责人才发现了人群中的赵长青。"赵主任，你怎么也在这里？"负责人吃惊地问，"你都当教授十几年了，这种针对主治医师的讲座您还听什么。"赵长青摇了摇头，对他说，"我侧重搞耳鼻咽喉方面，可是近年来头颈肿瘤进展很快，我必须尽快补上这一课，当医生光知道自己原有的那么点儿专业知识怎么够。"

　　对于赵长青来说，严谨的思维和严格的态度是他从医26年来从未遭到投诉的关键。

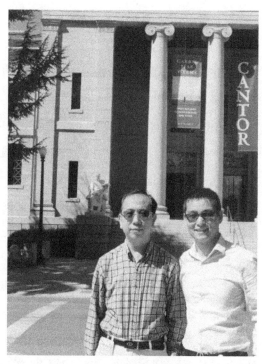

参观斯坦福大学艺术馆（2013年，美国）
右一是黄振校博士

　　正当记者采访时，赵长青办公室的房门被推开了，一个年轻的医生领着一位患者走了进来，"赵主任，这个患者鼻子的症状都已经十年了，你说做活检应该从哪个地方取？"赵长青走上前，仔细看了看患者的鼻子，发现他的鼻尖、鼻背有弥漫性红肿和溃烂。"不能取活检。"得知患者的病史已长达十年，且鼻中隔软骨已经坏死穿孔，赵长青否定了那个医生的话，"你先带他去做一下血液梅毒等筛查，再做一个鼻CT，之后我们一起为病人做鼻内镜检查。"

　　送走了那位医生和患者，赵长青看着记者一脸疑惑的表情，开始讲解起来，"他这个病史都有十年了，不能轻易做活检，如果在感染部位取了活检，就有可能从活检部位开始大面积的破溃，如果引发了颅内感染，是要出人命的。"对于这种患者（注：这位患者后来经内镜下鼻腔内取材病理切片检查证实为淋巴瘤。），赵长青坚持检查清楚了再进行治疗，"医生就要对患者负责，不查清楚怎么能下诊断。"每当遇到难处理的问题，赵长青都会在第一时间翻阅各种资料，而不是马上给患者下一个模棱两可的诊断。为了一台新的手术，遍查经典书籍，反复琢磨手术步骤等，已成了他的家常便饭。

　　有一次，一位青年男性从外地赶来看病，见到赵长青就声泪俱下地说，"你救救我吧，鱼刺扎到脖子里了"。后来经仔细检查发现患者错把本来每个人都有的正常结构——甲状软骨上角，当做鱼刺了。又有一次，一位青年女性病人前来就诊，因咽部不适感数年，四处求医，甚至做了扁桃体切除术，但还是不见效果。老师同学都说她是心理障碍。后来经仔细询问病史并结合三维CT重建，终于搞清楚了诊断：茎突过长（正常人的茎突不超过2.5厘米，但该患者达5.0厘米！）。这位患者于2010年2月3日接受了经鼻插管全身麻醉下口腔扁桃体窝入路双侧茎突截断术，术后咽部不适感消失。

　　为了让更多的患者得到好的诊治，赵长青请来北京、上海的专家给省内县级以上医院的医生进行专业的培训。别人办培训班都赚钱，可赵长青却是自己出钱、出力。请专家的钱、会场的租赁费、学员的食宿、打印资料的费用……他都一人

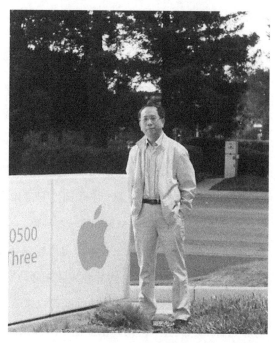

参观苹果总部（2013 年，美国）

全包了。如今，这样的培训班已经举办了四期，明年还将继续举办第五期。

别人都劝他，"你又出钱又出力，忙活半天自己一点儿好都落不下，图什么呀？"他不回应，却还在继续默默地为培训班的举办进行各种准备工作。"责任在身，看着那么多患者由于床位紧张而住不进医院，我就着急。"赵长青对《山西青年报》记者说，要是县级医院的医生也能接受更多的培训，这些患者就不用再为住不进医院而发愁了。

赵长青说，"凡是有责任感的医生，都应该把接诊的每一位患者治好，这是社会赋予医生的职责。"但是很多时候，医患关系出现问题都是由于沟通没有做好。

一次赵长青在与一位律师朋友聊天时，朋友对他说，虽然现在已经进入电脑时代，漂洋过海留学也不是稀罕事，但反而觉得语言水平不能满足工作需要，有时候想说的话表达不出来。赵长青笑了笑对他说，"什么话最简单你就用什么话说。"

前几天，一位患者顺利地完成了手术。他是一位自幼因误诊误治而四处奔波、数次开刀的 21 岁小伙。由于耳朵流脓，自然容易诊断为中耳炎；颈部流脓，自然容易联想到结核，于是反复切开排脓；乡村医生治不了，到了大医院一再开刀，但仍不见效果，甚至还未及出院切口处又往外排脓了。赵长青只是细心地看了一眼他的外耳道和鼓膜，触摸一下颈部的刀口和多次治疗后留下的瘢痕，再结合病史，很容易就确诊为比较少见的第一鳃裂瘘。

面对这样一位患者，如果拿深奥医学常识来解释，他当然会感到一头雾水，不知所云。赵长青对他说，"耳朵流脓未必一定是中耳炎，外耳道炎也可以流脓，颈部流脓肯定有病灶，但这个病灶既可以是常见的结核等，也可以是像大家闺秀的那些病，足不出户，只偶尔探出个脑袋来瞭望一下，比如鳃裂瘘。"经过这样的介绍后，患者略有所知，之后赵长青又结合病史和检查与他进行科普式的"聊天"，患者和家属就完全理解了医生的意思了。

赵长青经常用这种浅显易懂的语言和患者聊天，"每次超不过半小时，患者和家属就能听懂，效果非常好。"

厚积薄发

——兼谈临床基本功的锤炼

2008 年 10 月 26 日

前不久，门诊遇一例中年男性慢性中耳炎合并面神经不全麻痹病友，经 CT 检查发现为胆脂瘤型中耳炎，遂住院在全身麻醉下进行了开放式乳突根治术（专业术语叫 wall-down mastoidectomy，即不保留外耳道后壁），手术中发现胆脂瘤已经把走行于中耳的面神经垂直段骨管完全破坏。如果不及时手术，很可能发展为完全性面神经麻痹。手术很顺利，该病友现已痊愈出院。

巧合的是，此后不久又收治了一位中年女性慢性中耳炎的病友，该病友一侧耳长期间断流脓 40 余年，听力几乎完全丧失。检查发现鼓膜紧张部穿孔。CT 提示中耳大量肉芽组织。经显微镜下手术清除了病灶。手术中发现面神经锥段，即面神经从水平段过渡为垂直段的那部分，其骨管已经被肉芽组织侵蚀破坏，镫骨底板全部被肉芽包裹侵蚀。凡是做过此类手术的医生都知道，面神经锥段是手术中最容易被损伤导致出现面神经功能障碍的解剖位置。这台手术耗时 3 小时（主要是清理被肉芽包裹的神经比较费时），顺利完成。

从以上不难看出，要完成这样的手术，需要在熟悉解剖结构以便游刃有余地处理病灶的前提下，具备耳显微外科技术基本功。现就此谈谈个人的感想，希望起到抛砖引玉的作用。

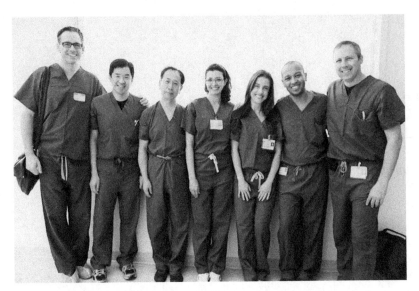

笔者与国际知名的耳鼻咽喉科专家合影
（2013 年，美国斯坦福大学）

耳朵是机体最精密的器官之一。西方教堂中在教授《圣经》时，经常拿耳朵为例说明，如此设计巧妙（比如耳朵里没有液体以便减少因声波进入水介质后大量声能的吸收，中耳听骨链由 3 块小骨组成，其整体三维结构符合最佳力学原理）、功能齐全（可以有效传递外界声波引起的鼓膜的振动并最终将物理刺激转变为神经脉冲）、彼此呼应（管理人体平衡的最精巧的结构就是三个半规管和前庭器，使人体在 360 度的任何一个位置活动都可以借助这些"设备"及时传递信息以便保持身体的平衡），故认为非上帝这个高明的工程师而不能完成。由此可见耳朵的精细程度，在这样的位置"舞枪弄棒"，非得借助显微镜不可。双目手术显微镜为术者观察病灶提供了三维立体构图，便于操作。但是，要熟练使用显微镜，必须做到双目同时观察（而不是单目）以便获得立体图像，必须不断改变显微镜的角度以便对术腔"一览无遗"而不留死角，必须适当调整放大倍数以便有的放矢，必须每调整一次倍数便不断聚焦以便对靶目标"一清二楚"而不是"雾里看花"等。

看得见是一回事，如何做又是一回事。在手术显微镜下的操作，使用的器械都是显微器械，这与常规无影灯下的直视手术有质的区别。其次，磨除病变骨质还需使用高速电钻，如果使用切割钻更需谨慎。再者，术者两手如何配合，助手如何有条不紊地依据手术进度传递器械以便使术者始终或基本不离开显微镜，是考验医生技术水平和团队合作的标志之一。

其实，耳显微外科技术远不止这些，但连这些看似简单但却是该项技术 ABC 的基本技能都不具备，又谈何手术呢？

耳外科手术与其说是手术，倒不如说是雕刻。因为，虽然经过显微镜的放大，直视下看似微小的听骨链等结构非常清楚，但要知道它们的"本来面目"都是一些以毫米为测量单位的结构，比如从面神经骨管中分出并走行于中耳的管理舌前 2/3 味觉的鼓索神经，其实际的直径还不足一毫米，比头发丝粗不了多少，无论耳道切口还是耳后切口，正常情况下分离外耳道后壁并掀起鼓环后，一般都能看到鼓索神经，如果不小心撕扯或牵拉，就有可能招致面神经不全麻痹和／或舌前区

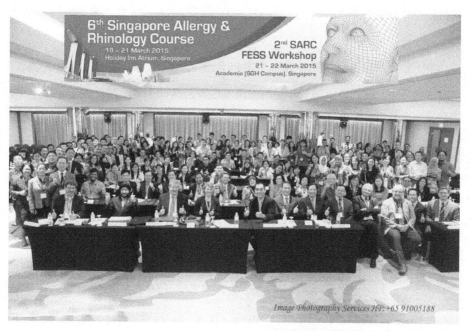

笔者参加国际学术会议留影（2015 年，新加坡）

味觉改变；又比如中耳镫骨（就是三块听小骨中最小也最靠近内耳的那块，英文叫 stapes，因其形状像马镫而得名），只有 3～4 毫米的高度，但却构造精巧，有头、颈、前脚和后脚，以及底板等。既然是雕刻，就需要精、准、稳，练就这样的功夫恐怕需要"事先"的培训。

笔者在美国留学期间，一次偶然的机会发现 lab（就是实验室）有一罐颞骨标本，据说是从俄罗斯进口的。我如获至宝，经征得上司同意，每到 weekend（周末），便到实验室过一把瘾，在手术显微镜下从乳突根治术开始，一直到面神经减压术，一磨就是 4～5 个小时，经常是头顶烈日进去，披星戴月出来。

之前在中南大学读博士学位时，有机会在陶正德教授、肖健云教授、赵素萍教授等高人指导下学习和工作，获益匪浅。比如，一次我正在进行乳突根治术，肖教授观察了我的手术，然后边比划边示教，告诉我如何使用电钻，从什么方向开始磨，最终的乳突轮廓化应该是什么标准等。这种言传身教式的教学令我终身受益，也令我终生难忘。通过这样日积月累的学习和磨练，在手术显微镜下操作就比较得心应手了。

我工作以后经常利用到外院开会的机会深入兄弟医院手术室实地观摩手术，使我非常受益。比如，上海新华医院的吴皓教授及其助手黄琦教授等就非常开明，他们不仅热情接待宾客还费心安排就餐，而且他们的耳显微外科手术堪称技术一流，效果一流。鼓室探查、听骨链重建、电子耳蜗植入、涉颅性耳神经外科手术等，已经成为"家常便饭"。

由此可见，阅读（积累理论知识）、培训（找感觉）和实践（Practice makes perfect 即实践出真知）是迈向成功之道的三部曲。只要肯钻研，就一定能进步。做手术达到"叹为观止"的境界不容易，但却是努力的方向。

案例报道之我见

翻阅各级各类医学杂志，包括《科学》(*Science*)《自然》(*Nature*)，都可以发现一个共同点，那就是几乎每一期都有精彩的案例报道。有的杂志甚至干脆以个案报道为主。案例报道不是点缀而是医学发展的使命使然。从"个别"到"一般"，或者说从"个性"到"共性"，探索发现其中的规律用以解决临床实际问题。

笔者不揣知识浅薄，就此从三个方面略加探讨。

典型案例报道的价值

日常临床工作中接触到的一个个具体的案例构成了临床工作的主体，其中不乏典型案例。所谓典型案例，这里指的是有别于一般常见的那种。比如鼻疖肿合并感染临床常见，但是如果鼻疖肿不仅合并局部感染，甚至发生远隔器官组织的感染，进而发生病生理学改变，影响功能，这就是一种有别于常见案例的所谓典型案例。可见，个别就包含于一般中，但是"个别"有其特点，所以成为典型。如果把这些有别于一般案例的典型案例加以挖掘整理，进而提出有助于临床诊治的思路或方法，那么这样的案例报道显然可以直接使临床医生受益。这样的临床实践较之于就事论事或仅仅局限于临床非典型案例单纯治疗的做法，显然就更进了一步，可以说是"表象"与"实质"的区别了，也是感性认识与理性认识的区别。

例 1　笔者曾经遇到一位 13 岁的男孩，因为鼻尖疖肿合并感染 2 周而就诊，曾一度出现 40℃高热。入院后常规检查，血液白细胞为 $14.88 \times 10^9/L$，ESR（血沉）51.00mm/h。仔细检查发现该男孩步态异常，同侧腹股沟局限性隆起，压痛阳性。影像学 B 超发现腹股沟局部肿胀为囊性包裹，大小为 6.3cm×3.5cm。我们从鼻背及腹股沟处分别穿刺抽出 2.0ml 和 5.0ml 脓性物，同时抽血，一并送做细菌培养和药物敏感试验。结果回报：血清细菌培养阴性；鼻背与腹股沟穿刺送检物均为金黄色葡萄球菌，对头孢类抗生素敏感。对症治疗（包括引流等）一周症状明显改善，鼻及腹股沟局部肿胀消退，步态恢复正常。治疗 10 天后出院，电话随访恢复良好。

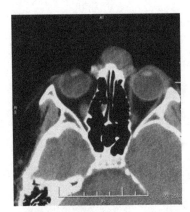

鼻尖疖肿合并鼻背感染，MRI 所见（治疗前）

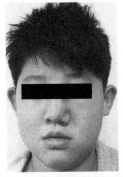

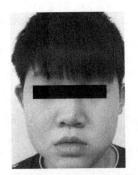

鼻尖疖肿合并鼻背感染（治疗前）
该例还同时合并了远隔器官的感
染——腹股沟的脓肿

鼻尖疖肿合并鼻背感染（治疗后）

但是我们没有放松随访，为什么？

因为虽然鼻疖肿感染比较多见，合并局部感染也并非少见，但是鼻疖肿合并远隔器官组织的感染，甚至导致"步履蹒跚"，确实少见，原因何在呢？查阅文献发现，原来有一类社区获得性毒力比较强的金黄色葡萄球菌菌株，其分泌的一种称之为杀白细胞素的毒素（Panton-Valentine leukocidin）可以按照感染宿主的细菌菌株的指令突破人体免疫屏障发生严重的甚至是致命性的感染。由于其毒力强，治疗不彻底容易死灰复燃。所以入侵人体的该细菌的特殊性是该案例中鼻疖肿合并远隔器官组织出现感染的一个重要因素。这就是临床此类疾病比较容易复发的一个重要的原因，所以要重视随访。

这样一个案例按照常规治疗并无过错，但是如果加以挖掘，至少可以总结出如下两点：一是感染的细菌菌株不同于日常所见的或是局部寄生的那种，其原因当然是该细菌独特的基因类型；二是由细菌自身操控特殊的毒素容易产生严重的并发症，即便躲过一劫也容易复发，必须重视随访。这些挖掘出来的内容显然对临床有直接的指导作用。

这个案例再次说明，停留于一般的感觉和印象阶段的认识还比较肤浅（本例中金黄色葡萄球菌感染是一种表象），只有全面掌握了事物的实质（细菌自身特定的基因组结构及其操纵分泌的毒素对宿主的影响），才能达到理性认识，也就是认识的高级阶段（细菌菌株不同，基因结构迥异，毒素扩散，导致同一种疾病呈现完全不同的表现和结局）。

直接经验与间接经验

纵观临床实践，特别是那些成功治疗的复杂疑难案例，无不包含着临床工作者"古为今用，洋为中用，他为我用"的哲学思路和策略。直接经验非常重要，这也是古往今来但凡杰出的医者都是临床医学的践行者的道理所在。但是不可否认，一个人的实践，无论多么丰富，毕竟有限，也就是说单凭直接经验不足以制定比较缜密的诊疗计划，还必须把间接经验有机地穿插进来加以应用，这样才能做到"去粗取精，去伪存真，由此及彼，由表及里"，工作起来才得心应手，即所谓他山之石可以攻玉。

由此可见，案例积累分析整理非常重要。通过这样的工作，一方面可以提升自身的综合能力，把那些看似简单其实蕴含比较复杂道理的案例加以提炼，不仅使患者受益，同时自己的认识也得以深化，诊疗思路和策略得以不断地完善；另外一方面借助这样的工作可以向同仁展示一个个源于临床（感性资料）又高于临床（理性的规律性的材料）的案例，把通过自己的劳动获得的直接经验即刻转化为彼方的间接经验，为推动学科发展注入活力。

例2　以鼻先天性皮样瘘和囊肿为例，笔者曾经遇到一位一岁的男孩，因为特殊的鼻外观——三个鼻孔而就诊。CT证实鼻尖部较大的那个孔为贯穿鼻背全程的中空结构，同时颅内大脑裂发育畸形——左、中、右三叶状结构。结合检查所见并查阅文献，初步考虑为鼻背先天性瘘合并大脑裂畸形。

进一步的文献检索发现，此类病人就诊于耳鼻咽喉科者较少，常常就诊于神经外科，同时合并颅内畸形者也不在少数。这样一个基于临床实践的案例经过提炼，发表于《中华耳鼻咽喉科杂志》，后来笔者还就此以"专家笔谈"的形式在《临床耳鼻咽喉科杂志》发表了综述性经验性文章。实现了"在我为直接经验者，在他人则为间接经验"的转换。

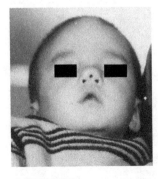

一岁男孩鼻畸形

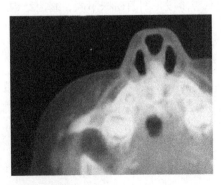

一岁男孩鼻畸形CT所见

后来笔者又陆续遇到几例，尽管病情不同，但由于做到了"心中有数"（掌握了事物的本质），所以处理起来都比较得心应手。

例3　23岁女性，自幼鼻背隆起，外观及CT所见符合鼻背先天性皮样囊肿的诊断。该例的特点是，由于囊肿长期压迫，一侧部分鼻骨下陷，囊肿遂"潜行"其中。这样的病变特点决定了单纯经鼻腔内镜手术的不足，于是采用鼻背正中微创切口，一次彻底切除病变。病理报告为皮样囊肿。

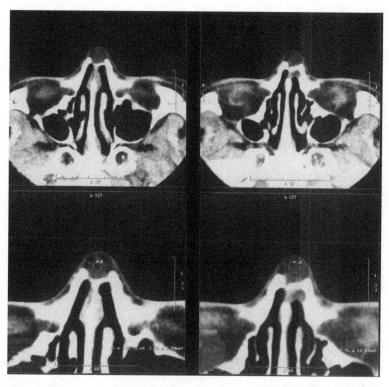

鼻背中线瘘管CT所见（轴位）

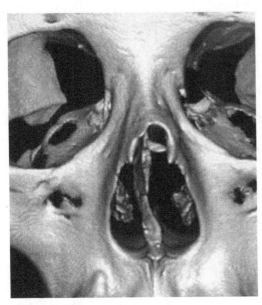

鼻背中线瘘管 CT 所见（三维重建）
注意瘘管一侧的鼻骨已经部分受压塌陷

例 4 26 岁男性因头痛一个月就诊。影像学（CT 和 MRI）检查发现前颅窝鸡冠之上有一圆形包膜完整的占位，该占位经由一侧额窦与鼻腔沟通。进一步的检查发现鼻背正中接近鼻尖处有一几乎可以忽略的小的凹陷。追问病史，自幼常常从此处排出牙膏样物。

至此，初步考虑为鼻背先天性瘘合并颅内病变。这又是一例属于鼻先天性皮样瘘和囊肿（nasal dermoid sinus and cyst, NDSC）的案例。治疗方案应该是联合神经外科进行一期颅内外同步的手术切除。

可见，直接经验与间接经验常常互相转换，其结果是彼此受益，把认识从初步的感觉印象阶段不仅提升到理性阶段，还进而跨越到认识的能动阶段——指导临床工作。

案例报道之延伸

案例报道常常涉及某一种（些）少见病罕见病，有时还包括某种（些）技术的应用及其演化等。图文并茂的个案报道，是学术杂志最常见的交流形式，被多数临床工作中所接受。以某种（些）新技术为主的报道，虽然通常不冠以案例报道，但就外科手术而言，针对某种（些）疾病的外科手术的演变，其本身就包含着临床诊疗思路的不断更新和技术进步，是案例报道的延伸，也是作为实施手术主体的手术医生与时俱进不断提高临床诊疗水平的具体体现。

连续系统地跟踪某一类疾病治疗过程中不同术式演变的历史就不难发现，随着诊疗水平的提高，过去一些所谓的少见病罕见病，随着时间的推移，虽然性质上还是少见病、罕见病，但是临床医生已经不那么陌生或束手无策。这就是科学进步和临床发展带来的益处。

以额窦 Draf Ⅲ手术为例，暂且把该手术的历史演变这样一个大背景"旷置"起来，笔者回顾自己临床实践的过程，可以归纳为理论充实，手术观摩，临床实践几个有机联系的阶段，其中每一个阶段都为后一个阶段的工作奠定了基础。鼻窦手术专著，如中文版译著《鼻窦疾病的诊断与治疗》《额窦》等是当今鼻内镜手术领域的权威著作，笔者牵头翻译了该两部共计100万字的著作，受益匪浅，因为翻译的过程也是学习的过程，其中的理论铺垫对后续的工作非常有益。之后笔者借助观摩手术、参加会议等机会，结合之前的基础（包括理论基础与开展其他鼻内镜手术的基础），边观摩，边揣摩，把一些关键的环节（比如额隐窝的扩大、第一嗅丝的识别、眶上筛房的处理及前颅底的界限等）牢记在心，把间接经验转化吸收为指导自己实践的财富，这样就逐步地过渡到自己操刀手术的阶段。在此基础上，笔者带领的团队成功地开展了额窦 Draf Ⅲ手术。

通过对笔者开展额窦 Draf Ⅲ手术这样一个小样本的分析不难看出，简单手术（如常规鼻内镜手术）是复杂手术（如额窦 Draf Ⅲ手术）的基础，理论、观摩和实践是外科医生成长的重要环节，缺一不可。

所以作为临床医生在日常工作中，一方面要关注自身实践，善于把那些看似简单其实蕴含复杂道理的典型案例提取出来，进行"深层次"加工，旁征博引，从一般的临床感觉印象上升到理性的认识阶段，就是掌握其规律的阶段，进而用以指导

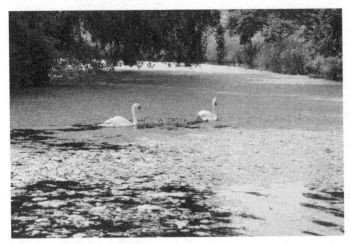

模仿、学习——在呵护中一路前行

临床实践，也就是回归到认识的高级阶段，即能动的认识阶段。这样一份案例报道显然包含了临床"表象"与"规律"两个方面的内容，没有不受欢迎的道理。

从另外一个方面讲，临床工作者如果在注重自身积累的同时多一只眼，看看外面的世界，也就是善于借鉴他山之石即间接经验，工作质量必然会更高。"山中方一日，世上几千年"。在互联网时代，这样一种成为习惯性的学习尤为重要。

诚然医学是一门实践科学，还有许多未知数有待我们去解开。让我们从案例报道这样一件小事开始，甘当铺路石，为最终到达科学的彼岸而默默耕耘。

参考文献

1. Garbacz K, Piechowicz L, Barańska-Rybak W, et al. Staphylococcus aureus isolated from patients with recurrent furunculosis carrying Panton-Valentine leukocidin genes represent agr specificity group IV.Eur J Dermatol,2011 ,21(1):43-46

2. Masiuk H, Kopron K, Grumann D, et al. Association of recurrent furunculosis with Panton-Valentine leukocidin and the genetic background of Staphylococcus aureus.J Clin Microbiol, 2010, 48(5):1527-1535

3. 毛泽东. 实践论 // 毛泽东. 毛泽东选集. 北京：人民出版社，1964：259-273

4. 赵长青，安云芳，赵海亮等. 鼻背皮样囊肿合并颅内病变一例. 中华耳鼻咽喉头颈外科杂志，2004，39(11)：694-695

5. 赵长青. 专家笔谈——鼻先天性皮样窦道和囊肿. 临床耳鼻咽喉科杂志，2004，18（8）：449-450

6. Zonreich DB. 鼻窦疾病的诊断和治疗. 赵长青，李泽卿，译. 北京：中国医药出版社，2006

7. Kountakis S，Senior B，Draf W. 额窦. 余洪猛，赵长青，译. 上海：上海科技教育出版社，2007

8. 赵长青. 观摩也是学习——参观周兵教授手术小记. 中国医学文摘耳鼻咽喉科学，2011，26(1)：52-53

9. 赵长青，李泽卿. 案例百科——耳鼻咽喉头颈外科疾病问答. 太原：山西科技教育出版社，2014

努力做一名合格的临床医生

1998 年 11 月 16 日

数年前的一天，我收到了北京医院曾昭耆教授寄来的一本书，书名叫《做一个好医生》。拜读之余，深有感触。

做医生要有好的医德

医生的职业道德和其他职业者相比，具有特殊的重要性。人们到市场买东西，通常依靠自己的经验和识别能力就可以买到比较称心如意的商品；病人到医院看病则不然，由于他们自己的医学知识不多，需要更多地依赖于医生。如果医生漫不经心，或虽然认真、负责，但医术不高，则可能误诊误治，甚至使病人丧失生命。医疗工作的这种特殊性决定了一切医务人员必须时刻自觉地以高尚的医德标准严格要求自己。

曾教授在该书中记述了他刚到国外学习时遇到的一件事。某医院的病房里住着一位深度昏迷的患者，早班护士进病房后很礼貌地说道："先生，您好，我给您整理一下床铺……您看这样多舒服啊！"看到这一幕，曾教授感到很费解。后来私下问护士长才知道，这位护士是个虔诚的天主教徒，她相信，病人虽然不知道，但她做得好不好，天主是知道的。所以，在古代无论哪个国家的医师往往都要借助神的力量来监督自己的一切行动。著名的《希波克拉底誓言》是一个典型例子。

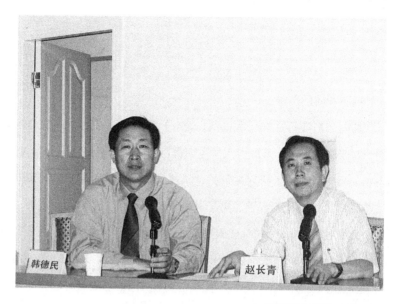

与韩德民院士共同主持学术会议

（2003年，广西北海）

有人会问，在医学科技高度发达、规章制度和法律日益健全的今天，医德到底还具有多大的作用？这实际上是一种片面的看法。

当然，如果只有良好的医德而没有扎实理论知识和丰富临床经验的医生也不能说是一个合格的医生，因为这样的医生即使有好的愿望也难以实现。因此，一个具有良好医德的合格医生还应当具备合理的知识结构、敏锐的创新意识和创新能力。

要在临床实践中不断提高自己的工作能力

我国已故著名数学家华罗庚教授曾经对他的一位刚毕业的研究生说："你是博士，我也是博士，但你现在还只能说在这个专题上达到了博士水平，所以还只能算是个'专士'。"一个人可以花3～5年或更多的时间读完硕士、博士甚至博士后，但一般地讲却不一定能在同样长的时间内使自己成为一名业务上十分过硬的医生。因此年轻的医生要树雄心、立大志，充分利用现有条件，努力学习，刻苦钻研。

有了理论知识，再加上在外语和资料检索等方面的优势，只要下定决心干，在今后的提高过程中领会和理解的能力往往会高出同年资的医生，从而为今后的工作打下扎实的基础。

前些年曾流行这样一种说法，"高分低能"，到底存在不存在这种情况？让我们一起来看看事实。某医科大学附属医院有一位年轻的医生，年仅40多岁，身兼院长、科主任、博士研究生导师、教授、国家自然科学基金评审专家等职，在繁忙的临床工作中踏实苦干、勇于进取，获得了一项又一项的成绩，是我国外科微创手术的后起之秀。又如，《中华耳鼻咽喉科杂志》编委今年换届改选，在新增加的编委中就有不少是工作在临床一线并且取得突出成绩的年轻的硕士、博士等。

我这样讲并非要有意掩盖事实。临床工作中也确有一部分年轻人，或由于攻学位而干临床少或由于不重视临床，结果是大的干不了，小的又不愿干，造成了不好的影响。还有一部分人自己也愿意干好，但苦于实践经验少，临床工作中难以做到得心应手，带教老师和病人都不免有些情绪，这也是可以理解的。以上这

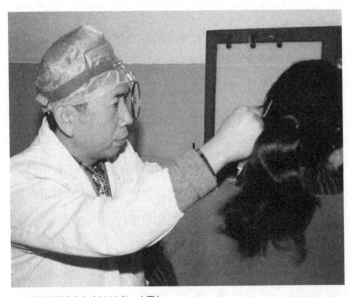

笔者在仔细检查病人（2003年，太原）

些情况只要加以仔细甄别，妥善处理，就能化被动为主动，部分人甚至可以"后来者居上"。

现在到处都强调搞"梯队"，可梯队人员该怎么培养确是一个深层次的问题。投入了经费，加强了管理，但人们的思想跟不上也不行。临床工作（包括手术）难免出现这样或那样的问题，出了问题要正确对待，谁也不是"生而知之"，谁都需要有一个锻炼和成长的过程，那些热衷于搞"攻其一点，不及其余"的人，实际是目光短浅、素质不高的表现。哪有一出校门就是教授或院士这样的好事？

向专家学习什么？

（1）学习他们勤于动脑、肯于用功、敢于吃苦的精神：有一次我到北京军事科学院图书馆查资料，看到有好几位白发苍苍的老教授一丝不苟地翻阅中、外文资料。人们不禁要问：是什么力量驱使他们这样做呢？著名的神经生理学家乔健天教授数十年如一日，兢兢业业工作，不知为多少年轻人的成长默默地奉献。这种甘为人梯的高尚品质已经和正在影响着一大批青年学者。又如，我国著名的耳鼻咽喉头颈外科专家陶正德教授，全身心地投入医、教、研工作，他以知识面广、临床经验丰富、科研成绩卓著而闻名海内外。在我跟他学习的三年中，他除外出开会外，几乎把全部的时间和精力放在了工作上，他很少站着跟人说话，总是边走边说；他出专家门诊非常认真，凡是挂了他的号的病人，他都要一一仔细检查，下班后加班工作是常有的事；当时他虽已年过六旬，临床上仍然随叫随到，即使在气温降至零度而全无取暖设备的寒冬季节也不例外；他修改文章不仅仅停留在文章表面，而是亲自查阅有关资料，订正和补充某些论点；在他身患严重的颈椎病、连休息都成问题的情况下，依然带病工作，甚至在接受手术治疗的前一天还在审修文稿。这样一种敬业精神是何等的可贵！

（2）学习他们扎实的基本功：一次，有位患者忧心忡忡地来到门诊要求检查，此前他已被几家医院高度怀疑为鼻咽癌。陶教授详细询问病史并检查后肯定地告诉这位患者，鼻咽癌基本可以排除。这不仅解除了病人沉重的思想负担，而且避免了不必要的医疗费用的投入。临床随访证明这种诊断是完全正确的。通过这件小事使我再次认识到临床基本功的重要性。

还有一次，一位30多岁的女性患者，主诉为单侧不明原因的渐进性的听力下降，否认遗传病史、外伤史及耳毒性药物中毒史，辗转多家医院都得不到确诊，经陶教授检查并综合分析其他的检查结果，最后诊断为单侧耳硬化症。

上述事例充分说明，理论和实践的有机结合需要一个过程，归结到一点，就是怎样把所学知识应用到实践中去解决临床实践中的疑难问题。

需要向专家学习的东西还很多，如辨证思维等，不一而足。医学同其他学科一样，学无止境，即使已成为专家的人也绝对不是全能。专家只不过是在某一方面知识和经验比较多些，专家看病也会出现失误，这不足为奇。所以，应该提倡尊重专家，但不盲目服从专家。这才符合事物的辩证法。

随着医学科学的飞速发展及医学模式的转变，人们对医生的要求也越来越高。医生不仅要看好病，还要尽可能提高病人的生存质量，这就要求我们不断钻研业务，不断提高医疗质量；从事临床医疗工作不再仅仅是诊断和治疗疾病，还必须紧跟时代的步伐，注意继续教育。就在十几年前，基因治疗似乎还是"天方夜谭"，可转眼之间该疗法已部分应用于临床。前不久国际著名的《科学》（*Science*）杂志介绍了心血管病的基因治疗，读后令人耳目一新，为之一振。

长江后浪推前浪，这是历史的规律；青出于蓝而胜于蓝，这是事业兴旺发达的标志。让我们年轻的医务工作者在老一辈专家、教授的带领下，团结一致，共同努力，携手迈向美好的明天。

医患情

2004 年 9 月 11 日

　　若干年前的一次研究生英语论坛上，我们一群充满青春活力意气风发的学生侃大山，有的说搞科研有意思，因为每天都要思考；有的说搞临床更有意思，因为每天都接触新的病人不断触发临床医生的思路……

　　大学毕业后我走过了一条边工作边学习的路子，最终选择了临床专业。现在我每天都会接触到大量的病人，有的是常见病，诊治相对比较容易；有的则是罕见病、少见病。

　　要说诊断的价值，罕见病少见病的诊断丝毫不逊于其后的治疗。也正因为如此，许多精力必须花费在诊断这方面。曾经有一位病友来医院就诊后虽然搞清楚了诊断但一时还没有合适的治疗方案，于是感到委屈。我是这样与病人沟通的：打个比方，最先提出化学元素周期表的那位科学家丝毫不比后来填补那些当时还没有确定名称的化学元素的科学家贡献小，原因就在于此。一位负责任的临床医生何尝不愿意尽快搞清楚疾病诊断？又何尝不愿意与病人一起分享搞清楚一个问题的乐趣？但看病需要理智。毕竟医学是一门实践科学，许多未解之谜有待我们去探索！

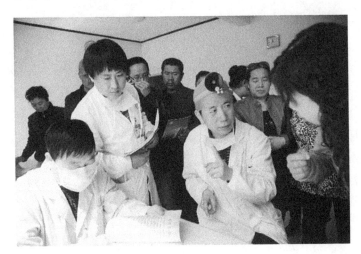

下乡医疗（2013年，山西定襄）

　　疾病的治疗需要依据病情而定。我常常扪心自问：这样的治疗方案是最好的吗？我曾经为了一个病人的治疗方案利用外出开会的机会到处求教名家，并最终获得了结果。今天我和科室的医生一起完成了一例颈部肿块的摘除，据术中所见当为甲状腺囊肿（有待病理证实）。我们步骤清楚地暴露瘤体和附带的血管神经，然后一一结扎供血血管，保护神经，完整切除肿瘤。手术很顺利。当我结束今天下午25位专家门诊病人的医疗任务并如约接待一位外宾后，回到病房看望上午手术的病人时，病人虽然没有说类似谢谢之类的话，但病人面带感激的表情已经说明了一切。我想这虽然是一个极普通的手术，也是工作中极普通的一件事，但如果我们做到了诊断明确，措施得当，效果显著，对自己对病人都问心无愧。

　　临床工作千头万绪，各种诊治手段令人眼花缭乱，但是只要坚持辩证的观点和掌握科学的思维精神，就一定能够选择最适合于病人的方法，即最经济的方法。我们迎来的是一批批的病人，送走的是一个个的医患理解与合作的楷模。这样的工作难道不是一种乐趣？

如何规避医疗纠纷

　　严格地讲，只要科学还在发展，医学还在进步，就不可能完全规避医疗纠纷，但是可以通过各种途径和方法有效地减少和防范医疗纠纷。医疗纠纷是指作为医方的医护人员给患方造成的不良的医疗后果，因此它受《医疗事故处理条例》的约束和调整；而与之密切相关的另外一个名词叫医患纠纷。什么是医患纠纷呢？医患纠纷是指发生在医院的医患之间的一切不和谐关系的总和，它包括医疗纠纷，但不仅限于医疗纠纷。例如，患者住院期间在医院内打开水造成Ⅱ度烧伤，在病房使用呼叫器因漏电造成人身损害，或患者在医院就医时巨额财物被盗等，这些都属于医患纠纷的范围。医患纠纷受《民法通则》的约束和调整。

　　随着我国物质文明、精神文明和政治文明的几乎是同步的发展，医疗卫生界迎来了前所未有的机遇和挑战。一方面，医疗保险制度遵循"低投入、广覆盖、高效益"的原则，正在全国各地逐步建立和完善之中，同时作为我国企业改制过程中最后一块壁垒的医疗体制改革也势在必行。另一方面，作为社会进步标志之一的患者的维权意识也在不断提高，但鉴于我国的具体情况，即百姓维权和法制的概念还没有同步发展，预期现有的医疗环境和医患关系还将维持相当长一个时期。有鉴于此，医护人员必须从构建和谐的医患关系和提高工作能力等诸多方面做起，通过具体而务实的工作为改革开放保驾护航，在最大程度和最深层次获得社会的认可。以下分两个方面从构建和谐医患关系和提高工作能力进行分析和探讨。

如何构建和谐的医患关系

根据国内几家大医院对医疗纠纷的成因所做的分析，医患关系不和谐在医疗纠纷中占相当大的比例。鉴于医患关系是一种特殊的关系，作为医护人员必须从提高自身素质做起，通过有效的医患沟通，实现信息共享、责任共担、成果共享。

1. 医患关系的特殊性　大家可以设想，在当今世界，有哪个学科能像临床医学这样，在医院门诊这样一个特殊的场合，出于诊断和治疗的需要，一方（患者）能够视对方（医方）为"朋友"和亲人，交心式的在极短暂的时间内将与病情相关的一切"和盘托出"？因此，医患关系是一种特殊的关系。由于医学是一门实践医学和经验医学，又由于医学的发展（包括设备的更新和检测手段的革新等）日新月异，任何一个学科的问题都必须通过训练有素的高素质的专科医护人员具体组织和完成，因此从客观上造成了医护人员和患者之间的"信息不对称"，使患者在选择治疗手段和方法时更多地依赖于医护人员的建议和指导，这也是将患者视作为弱势群体的主要依据。

如果医患关系的处理和谐了，就是医患同盟；反之，即成为医疗纠纷的隐患。归纳起来，医患关系不和谐的原因从医方讲主要有以下几个方面：①工作忙，沟通时间短；②高高在上；③告知未尽，即该说的没说，不该说的说得太多，也就是讲话的原则性差；④用词生涩。与患者交流的目的是取得患者的信任、认可和理解，因此要做到深入浅出、通俗易懂，尽量避免使用看似儒雅但却生涩的词汇。例如对于医护人员非常熟悉的缩写PTCA（经皮穿刺冠状动脉造影），对于绝大多数患者来说简直就是天书。

2. 如何取得患者信任　既然医患关系是这样一种特殊的关系，取得患者信任就成为构建和谐医患关系的第一步。从外在的方面讲，医护人员要重视自己的仪表仪容、言谈举止；<u>从内在的方面讲</u>，医护人员如何取得患者的信任，其实主要地取决于医护人员在长期的医疗实践中积累的<u>知识、工作经验和综合素质</u>。

一个患者从门诊就医开始，到选择住院，再到接受具体的治疗（如药物治疗、手术治疗等），其本身就是一个不断思考、反复斟酌和选择的复杂的思想过程。没有足够的信任，患者是不会做出这样的选择的。我们换位思考一下：患者选择住院接受全身麻醉手术，这本身就是对医护人员最大的信任。毕竟全身麻醉和正常睡眠有天壤之别，更何况全身麻醉在某些情况下就是一场生与死的考验。患者全身心都交给了医护人员，难道我们不应该同样地竭尽全力地为人民服务吗？

3. 有效沟通的途径和方法　鉴于医患彼此之间的信任主要取决于有效的沟通，故必须掌握沟通的途径、方法和技巧。语言的沟通是现阶段最主要的沟通途径。任何一种语言都是一种符号系统，都是由词汇、语法和语音构成。经过筛选的通俗易懂的词汇，按照一定的语法规则组合起来后，通过医护人员语速恰当、音量适中、节奏合拍的表达，将具体的诊疗行为和预期结果告知患者，这是有效沟通的第一步和最基本的要求。其次从心理学角度分析，有效的沟通可以减轻患者的心理压力，缓解压力，提高治疗效果。在这方面，临床危机干预就是最好的例证。另外，医护人员还应当学习一点新闻传媒（如电视主持人）的风格，善于抓住主要问题，有的放矢。

当然，沟通需要一定的原则和技巧。有效沟通的原则是多听（listen more）、少说（talk less）和不打断（infrequently interrupt）。沟通的技巧是：倾听、评估、询问、判断和理解，具体地讲就是以知识积累和工作经验为基础，通过仔细而具体的<u>倾听</u>，对患者所提供的有价值的信息进行快速而准确的综合<u>评估</u>，在此基础上就某些关键问题做必要的补充式<u>询问</u>，还要注意<u>判断</u>在此期间患者的非言语性表达（如肢体语言），从而在完全<u>理解</u>病情的前提下做出正确的诊疗决策。

笔者曾经在门诊接诊过一位以鼻腔干燥为主诉但却因延髓麻痹而无法借助言语进行沟通的患者，该患者为了配合医方的诊疗过程，提前准备了两兜子材料，还打印了具体的要求。为了有效沟通，患者又请其亲属陪同。经过仔细<u>倾听病史</u>、迅速地对以往材料进行<u>评估</u>（分类）、进行常规物理检查并做必要的补充"<u>询问</u>"后，综合<u>判断</u>发现这是一位延髓麻痹同时合并鼻窦炎和干燥综合征的异常痛苦的患者，由于患者不懂干燥综合征，也从来没有医护人员做出这样的可疑诊断，患者始终将重点放在鼻腔局部，而没有也不可能从更深层次关注此病。基于这样的分析和理解，最终做出了"延髓麻痹、鼻窦炎、干燥综合征"的临床诊断。患者带着一线希望来到医院，带着感激之情转到其他科室继续检查和治疗，足见沟通的重要性。

4. 深刻理解"白衣天使"的称号 <u>当社会选择了某一称号时，就公开表明社会推崇这样的价值观；当它选择了某一（些）个体获得这种称号时，它就把这个（些）人作为那些价值的人格化体现。</u>举例来说，奥运精神之所以受到全世界人民的肯定和推崇，是因为全世界人民都珍视它的价值；通过各国运动员的勇敢拼搏又进一步将这种精神弘扬光大和人格化，并不断为奥运精神增添色彩。"白衣天使"是一个非常崇高的职业，既然"吃五谷者得百病"，就没有人不需要医护人员的呵护。无数医护人员默默无闻和兢兢业业的工作，才使得"白衣天使"这一称号无比光荣和伟大。"非典"肆虐时期，医护人员的杰出代表钟南山院士坚持原则，实事求是，提出了关于"非典"发病和治疗的独具特色的观点，为挽救广大的患者做出了突出的贡献，获得了全中国人民，乃至全世界人民的爱戴。正是由于有像钟南山院士这样一批医护人员的工作，才使得"白衣天使"成为"新时期最可爱的人"。因此大家要格外珍惜"白衣天使"这一光荣称号，努力工作，不辱使命，使"白衣天使"这一称号具体化、人格化。

5. 病情需要还是医师需要 患者的病情瞬息多变，即使同一个体在不同的时期，其变化的规律也不尽一致，所以作为一名医护人员应该时刻以病情为向导，积极和努力探索适合患者的诊疗方案，绝对不能单凭主观臆断或个人爱好，甚至出于商业考虑，千篇一律地把一种治疗方案用于几乎所有的个体。例如，如果对

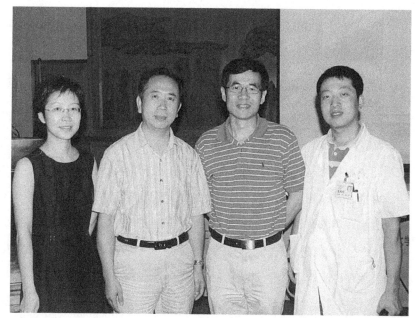

学术交流有利于提高临床决策水平

右二为著名耳科专家戴朴教授

（2012 年，太原）

凡是以鼻阻塞为主诉的患者几乎毫无例外地都进行鼻腔激光或微波治疗，轻则导致效果不佳，重则丧命。因为鼻阻塞的原因多种多样，如果是严重鼻中隔偏曲导致的鼻阻塞，不当的鼻腔激光治疗可能导致局部粘连，从而加重而不是缓解病情。曾经有误将鼻腔恶性肿瘤当做慢性鼻炎使用激光治疗，最终导致病情急剧加重而死亡的例子。

6. 用循证医学指导临床实践　针对每一个患者的具体病情，积极查找和搜寻最新的医学研究的结果，在征得家属和患者本人同意的前提下，通过医护人员将这种治疗方案尽快应用于患者，从而取得最佳的治疗效果，这就是循证医学的原则。例如，青少年鼻咽纤维血管瘤以往多用鼻侧切开或经口腔的硬腭进路，但弊端是出血多、损伤大、恢复慢、易复发。采用血管造影、栓堵责任血管、内镜微创等一系列新技术、新方法后，不仅可以避免在面部做切口，而且出血大幅度减少，切除彻底，恢复快，效果好。由于信息的不对称，患者未必知晓这些新的方法，但作为医护人员应该竭尽全力，使患者能够及时分享人类科学进步的硕果。

7. 注意"局部和整体"的关系　不能把患者视作躺在病床上奄奄一息或因疾病和痛苦而呻吟的单纯的生物体，这是典型的单一的生物医学模式的观点。从"现代生物－心理－社会医学模式"分析，医护人员应该看到患者的方方面面，如生活习惯、喜怒哀乐、社会关系等。曾有一位年轻女性患者，因慢性中耳炎进行手术治疗，在即将出院时的某一天，该患者在病床上因"头痛"抱头打滚，医护人员百思不得其解。后来主管医师回忆其男友曾暗示在必要时对其进行"特殊治疗"。于是再次追问病史，才得知患者可能为一名吸毒人员，其男友所谓的"特殊治疗"原来可能就是企图为其使用毒品。

8. 如何对待"第三者"？在医院里经常可以看到一些"好心人"带着他人的病历或是带着亲戚朋友穿梭于各相关科室，进行医疗咨询，这些"好心人"便是本文所指的"第三者"。在此种情况下，患者的病史和主诉一般由"第三者"转述给医护人员。所以，"第三者"的素质直接关系到最后的诊疗结果及其质量。为了达到"好心办好事"的效果，医护人员在听第三者讲述时，应特别注意以下这些方面：①"第三者"的转述是否正确，以免误解；②"第三者"的年龄、性别、职业等是否与患者一致，以免掩盖部分病情；③是否可以成为医护人员与患者之间的"桥梁"，以免影响沟通的效果；④听"第三者"转述病情时，多关注患者而非"第三者"，以免错过患者非言语性表达所传递的信息；⑤尽管有"第三者"在场，还是要尽量多地直接接触患者，避免"以偏概全"；⑥尽量少用或不用俚语。来院就诊的患者可能来自不同的省份和地区，他们有着各自不同的文化背景和语言习惯。医护人员使用方言俚语有时会引起患者的不解和迷惑，甚至会引起误解造成患者的恐惧。

9. 疾病分型和医疗费用的关系：新闻媒体曾经有过"同一种疾病在不同医院治疗为何相差数千元"的报道。其实，如果懂得疾病分型的道理，就可以做出非常实事求是的解答。众所周知，疾病群可以划分为单纯病例和复杂病例，前者又可以分为单纯普通病例和单纯急症病例，后者又可以划分为复杂疑难病例和复杂危重病例。由于不同分型的疾病的复杂危重程度不同，需要采取的措置和干预程度也就不同，故医疗费用就各不相同。比如，同样是鼻窦炎，如果是没有并发症、经过药物治疗无效的慢性鼻窦炎就属于单纯普通病例，仅需要择期手术，所需费用自然就少些；而同是鼻窦炎，如果合并眶内和颅内并发症，例如出现视力进行性下降和颅内压持续升高，就属于复杂危重病例，需要急症处理，所需费用自然就比前一种情况高了许多。了解这些知识对于说服患者，缓解医患矛盾有着现实的意义。

如何提高工作能力

在医疗纠纷的成因中，除去医患关系不和谐以外，一个最主要的矛盾就是患者预期的治疗效果和实际的治疗结果之间存在巨大的差别。这种差别可能是客观的原因所致，如迄今为止世界上还没有攻克癌症；也可能是主观的原因，比如由于责任或 / 和技术所致的相对于预期治疗效果的过分的偏移。因此，医疗事故分为责任事故和技术事故。可见，加强责任心，提高工作能力始终是提高医疗工作质量的核心。

1. 责任心　"白衣天使"的称号令世人敬仰，其中一个重要的原因是医护人员的工作生命攸关。患者病情不同、治疗方法各异，因此医护人员除了按照循证医学制定并实施最佳的诊疗方案以外，首要的就是对患者高度负责。由于责任心不强导致恶性医疗事故者屡见不鲜，应当引起高度的重视。某医院曾经收治一位"阻塞性睡眠呼吸暂停综合征"的患者，由于全身麻醉实施咽部手术后，呼吸主要靠新建的气管通道，但恰恰就是这条唯一的"生命线"，因患者颈部异常的短粗和皮下脂肪较厚，术后气管套管滑脱几乎丧命。是一位责任心强的医师下班前例行病房巡诊时，无意间在看似"正常"的患者发现"险情"，经床边抢救后"化险为夷"的。

2. 工作经验　任何一个专业都需要一个从基层到高端的渐进式的发展过程。临床工作经验也需要在长期的学习和工作中不断摸索和总结。在完成最基本的训练并掌握一定的工作技能后，其后的进步主要地就取决于自身的勤奋、悟性、环境和机遇。许多杰出的科学家声称自己的工作是站在巨人肩膀上的一个飞跃，但是要想站在巨人的肩膀上就必须要注意工作方法，注意工作经验的积累和完善，注意理论和实践的有机结合，注意由此及彼、由表及里、推陈出新的思维和推理过程。这是因为一个人一生的工作时间和经验是非常有限的，随时随地都会遇到新问题，没有哲学思想，没有循证医学的指导，没有知识和经验的积累，几乎不可能与不断进步的临床医学进行有效的"对话"，自然也就无法胜任一流的工作。

3. 注重细节　全身麻醉手术前要进行各种相关的医学检查，医师开出医嘱后，护士紧随其后不仅执行医嘱还有担负核对医嘱的责任，进入执行医嘱阶段后还要"三查七对"，其实这就是细节管理。

临床工作中"细节"的事情很多，如手术前的谈话必须掌握"充分告知、通俗表达、真实再现、风险预测"的原则，也就是既不能回避问题和矛盾，也要注意沟通的方式和技巧，以期达到最大限度地告知要采取的治疗措施，取得患者和家属的理解与支持，即"告知承诺"（informed consent）。某医院手术室曾经数次发生手术室护士看错手术通知单、延误手术日期的事情，给本来已经进行了手术前的各项准备工作、眼巴巴地等着做手术的患者造成了不必要的担忧和一定的身心创伤，究其原因，主要是或者手术科室医师填写手术通知单不详细，或者主管护士看"单"不仔细，或者二者之间缺乏有效的沟通。

4. 终身学习　学习是好奇心驱动的、主动的、以探求未知和解决未知为终极目标的过程，也就是"与时俱进"。因此学习不是一蹴而就的事情，哪有一出校门就成为教授的"神童"？即使成为名医者也需要不断学习和充电。学习过程中既要注意自身从事医疗工作的直接经验，也要注意间接经验，即所谓"他山之石，可以攻玉"；既要看重感性的知识，也要注意"形而上学"的那些经过严谨思维和推理获得的概念性的东西，因为后者是产生创新思维、实现智慧火花"碰撞"的最基本的要素。

5. 综合能力　国内外许多的研究和实践表明，<u>医疗、教学和科研三合一的培养模式</u>是成就学者的重要途径。单一的手术匠、演说家或论文编撰者都不是未来理想的候选人。基于此，提倡学者型复合人才的培养模式，即 scholar = research + doctor（学者＝科研＋医师）。在临床实践中发现问题，然后用科学的方法探讨并解决，这就是"白衣天使"的神圣职责，所以每一位医护人员都要立志成为拿起话筒能演讲、拿起笔杆能写作、拿起手术刀能治病，也即临床独当一面，科研标新立异、教学百花齐放的复合型人才。

6. 实践第一　临床医学本身就是一门实践科学，故必须重视实践的作用。毛泽东同志曾经就广义的实践问题写过专题论述——《实践论》，其主要内容就是告诫大家：实践可以发现真理，又可以证实和发展真理；从感性认识到理性认识，又以理性认识指导实践，改造主观世界和客观世界。实践，认识，再实践，再认识，循环往复，以至无穷，而实践和认识之每一循环的内容都比较地进到了高一级的程度。这就是辩证唯物主义的认识论和实践论。临床医学的实践性就体现在单靠理论知识无法体验和获取问题的"真谛"，因而也就不可能提出问题，解决问题，更谈不上创新。因此要坚持"源于书本、高于书本"的准则，把理论知识有机地穿插在点滴的临床实践中。

7. 突破工作模式　做临床医师最好平安无事，但实际上做不到，即使真的有人这样宣称，恐怕也只是问题的程度和性质不一，不可能真的"没事"，否则完全"循规蹈矩"，必将"一事无成"。一个临床医师一生做无数重复性的工作，在此基础上通过总结和创新，提出具有独到见解的观点（理论）和行之有效的方法，造福于人类，这是何等的幸福和快乐！为着这一天，临床医师要励精图治，敢于工作和善于工作，突破原来的工作模式，走出去，迈出一大步，取得始料不及的成绩。这其实是一个哲学命题。就是如何看待常规与创新，如何跳出日常工作的小圈子，放眼世界，提出并实践更高一个层面的内容，即创新手术等治疗方案。

8. 团队与个人　"千军易得，一将难求"。优秀的学科带头人在学科建设与发展中起着举足轻重的作用。怎样把"个人"融入"团队",并依靠"团队"这块肥沃的土地生根、开花、结果,值得思考。可以借鉴的方法很多,如定期举行"临床病例讨论",就是所谓的CTC(clinical pathological conference),在集思广益,收集"团队"智慧的基础上,充分发挥学科带头人的作用,通过做类似主题式的发言,使"团队"受益,使个人的临床与学术水平又上一个层次,即所谓"教学相长"。又如,集临床、教学和科研以及科普宣传为一体的综合式临床查房,既能发现问题,又便于就具体而棘手的问题展开讨论,如果提前进行必要的准备(如影像学资料、配备必要的检查设备以便"现场"示教,如怎样在床旁进行气管套管的换管),查房效果就更好了。因为青年医护人员乐于参加这种无法从书本上获得的直接和间接的知识,作为"带队"查房的学科带头人由于事前进行了必要的准备,使原有的知识储备再次"激活"和"更新",同时也借机又得到一次提高。

9. 用心做事 做好任何一件事情都要"用心",即所谓"挖空心思"、"呕心沥血"。例如写一篇论文,马马虎虎、一气呵成,只求速度,没有质量,充其量也只不过是一个"粗加工"产品;如果"用心"去做,经过筛选素材,精心构思和反复推敲,即可以写出一篇高质量的论文,其他的事情以此类推。总之,用心做事,日积月累,终见成效;反之,浅尝辄止,难有硕果。

看病是一个从思维到实践的不断循环的过程,从"蛛丝马迹"找线索,从"冰山一角"挖掘潜藏在后面的"库存",综合各种检查结果,缜密思维,提出争取的诊断和治疗措施,这就是用心做事的具体体现。

回首前人奋斗的足迹,展望未来,我们充满信心。最后,让我们一起以前人的三句话共勉:昨夜西风凋碧树,独上高楼,望断天涯路;衣带渐宽终不悔,为伊消得人憔悴;众里寻他千百度,蓦然回首,那人却在灯火阑珊处。

跋

长青的海纳百川

1998年秋，我到旧金山国际机场迎接长青。他来加州大学医学院留学深造，我开车把他送往校园附近的寓所，一路聊天，很快就有了好感。那时候第一次来美国的年轻人，包括比他早来美国几年的我，对于光怪陆离的美国社会，总免不了种种好奇。长青却很笃定，他想了解的多与医学界或医学院有关，或者就跟我谈文说史。分手时我问他想到哪里逛逛，可以带他同游，他笑笑说不用了，初来乍到，学校事情很多。

大约是过春节的时候，我约他来家小聚。只聊了几句，就知道他到美国后，哪里也没去过，一头扎进他的博士后研究。我那时住在海边，窗外一、两丈远就是海边断崖，我们两个三十多岁的人在海涛声中举杯畅谈，直到一轮圆月走到了海上另一头。现在回想，他在美国一年，我们聚过三、五次，唯一的出游是同去十七英里以外的黄金海岸，而所畅谈的话题仍然是他所熟悉的医学，我所熟悉的文史。他不仅读过不少有深度的文史著作，有人文素养，而且，大凡文学、哲学或者是历史上的智慧，只要碰撞到他的医学研究，哪怕只显露一线渺茫的缝隙，他就敏锐地捕捉起来，两眼发亮地探讨下去。

长青对美国医学技术和加州医学院的医疗设备很着魔，却好像从来没动过日后留在美国的念头。如我所料，他拿到博士后就回国了。从那时到现在，一晃就是十八年！十八年来，只见过三次面，有时想起他，样子都不大清晰了，但那双发亮的眼睛分明记得。他，说话的时候与人青眼相对，一兴奋就发亮，夸张点儿说就是那种燃烧的眸子。三次见面都在太原，第三次时，见到他漂亮的太太和比他还高的帅气儿子，年近五十的长青照旧像当年一样，亮着一双眸子跟我畅谈文学、哲学、历史。他好像终于意识到跟我谈医学是对牛弹琴，谈的几乎都是他和我都感兴趣的人文话题。我愕然发现，他白天做医生，晚上写医学论文，日常工作中还要做主任、做副院长，居然从未中断对文史著作的阅读，连我那些拙作旧作也在他哪里嚼出了另一番新意。

我跟长青有共同的同乡和朋友，对他这些年的成就也多有所闻，知道他发表了上百篇医学论文，参与编辑全国高等医药院校《耳鼻咽喉头颈外科学》教材，多次获得国家重大奖项，被中国医师协会耳鼻咽喉头颈外科医师分会授予"中国耳鼻咽喉科医师名医奖"。我知道赢得这些成就一定得有才气，肯付出艰辛的努力，在今天这个时代还得有"衣带渐宽终不悔"的执着和定力，但我并不感到意外，当年在旧金山相处的时候，我就不会怀疑他将来会有出色的医学成就。

记得我们面对大海神聊的时候，谈到老子所说的上善若水。水很柔韧，也很执着，长青在事业上的努力有类于是。水能因地赋形，千变万化，长青在医学医术上求新求变有类于是。水能处下，老子说"江海所以能为百谷王者，以其善下之，则能为百谷王"，林则徐概括为"海纳百川"，长青的不耻下问，广闻博览，有类于是。

长青又是个有丰富情感的性情中人。对于老师、前辈、亲友、即使像我这样，十几年前对他略略有些帮助的人，总是念念在心。他喜欢文学，有激情，在我看来，性情激情也是人生事业中不可或缺的内容，尤其是医生。我对医学医术所知甚少，进医院看病的时候也很少，但对医生的脸色和态度却感触良多。我想，任何一个人，只要去医院看病，对于医生的医术医德乃至一举一动都比寻常时候有更多的期待，因此也比平常敏感。倘若这医生是个缺乏感情的人，只怕处处都会让患者感觉得到。而医术的精湛，医学的研究，更需要对人类的感情，对事业的激情。

朱琦

2015 年 12 月 29 日星期二

写于美国旧金山

注：朱琦，著名学者，作家，先后在美国加州伯克利大学东亚系和斯坦福大学亚洲语言系任教多年，出版有《黄河的孩子》《东方的孩子》《读万里路》等多部文集，曾获得中华人民共和国国家新闻出版广电总局星光奖、中国首届老舍散文奖、中国首届华侨文学奖和台湾中央日报文学奖。